DASH DIÄT 2025

110 Rezepte Neue Ernährungs strategien
Für ein gesundes Leben Ein Moderner
Ansatz für Gesundheit und
Wohlbefinden

KLARLOCK

HAFTUNGSAUSSCHLUSS

Ziel dieses Buches ist es, nützliches und informatives Material zu den in der Veröffentlichung behandelten Themen bereitzustellen. Der Verkauf erfolgt unter der Voraussetzung, dass der Autor und der Herausgeber keine persönlichen medizinischen, gesundheitlichen oder anderen professionellen Dienstleistungen im Zusammenhang mit dem Buch erbringen. Der Leser sollte seinen Arzt, Gesundheitsdienstleister oder eine andere kompetente Fachkraft konsultieren, bevor er die Vorschläge in diesem Buch übernimmt oder Schlussfolgerungen zieht. Der Autor und der Herausgeber lehnen ausdrücklich jede Verantwortung für jegliche Haftung, Verluste oder Risiken persönlicher oder sonstiger Art ab, die sich direkt oder indirekt aus der Nutzung und Anwendung der Inhalte dieses Buches ergeben.

NOTIZ

Alle Rezepte in diesem Buch sind für vier Personen konzipiert. Bei dieser Menge müssen die in den Rezepten angegebenen Zutaten berücksichtigt werden. Wenn Sie die Portion ändern müssen, empfiehlt es sich, die Dosierung der Zutaten proportional anzupassen. Es wird außerdem empfohlen, die Zubereitungs- und Kochanweisungen sorgfältig zu befolgen, um das beste Ergebnis zu erzielen. Wenn wir im Zusammenhang mit diesem Buch von „einer Tasse" als Maßeinheit für Zutaten sprechen, meinen wir die Verwendung einer handelsüblichen Küchentasse mit einem Fassungsvermögen von etwa 240 Millilitern. Um die richtigen Mengen an Zutaten zu erhalten, ist es wichtig, einen Messbecher zu verwenden. Wenn Sie keinen Messbecher haben, können Sie einen Messbecher mit Skala verwenden und dabei darauf achten, dass die angegebenen Proportionen korrekt eingehalten werden. Hier sind einige Beispiele: 1 Tasse Mehl 100 gr. 1 Tasse Reis 200 gr. 1 Tasse Quinoa 200 gr

ZUSAMMENFASSUNG

EINFÜHRUNG IN DIE DASH-DIÄT

DIE GESCHICHTE UND DER URSPRUNG DER DASH-DIÄT

WAS ES IST DIE DASH-DIÄT

DIE VORTEILE DER DASH-DIÄT

GRUNDLAGEN DER DASH-DIÄT

BEISPIELE FÜR WOCHENMENÜS

KÖRPERLICHE AKTIVITÄT UND DASH-DIÄT

ZUKUNFT DER DASH-DIÄT PERSPEKTIVEN UND NEUE FORSCHUNG

REZEPTE FÜR VORSPEISEN UND SMOOTHIES

39 KICHERERBSEN-TOMATEN-SALAT

40 TOMATEN-AVOCADO-CROSTINI

41 ROLLUP MIT RÄUCHERLACHS

42 GARNELEN- UND GEMÜSESPIESSE

44 MIT HUMMUS GEFÜLLTE EIER

46 BRUSCHETTA MIT SCHWARZEN BOHNEN

48 ZUCCHINI-CARPACCIO

50 GUACAMOLE- UND MAIS-CHIPS

52 AUBERGINEN CAPRESE

54 GEMÜSE-OMELETTFLADEN

56 ERDBEER-BANANEN-SMOOTHIE

57 SPINAT-BANANEN-SMOOTHIE

58 BLAUBEER-MANDEL-SMOOTHIE

59 KIWI-BANANEN-SMOOTHIE

60 MANGO- UND ANANAS-SMOOTHIES

61 SMOOTHIE MIT AVOCADO UND KORIANDER

63 ERDBEER-RHABARBER-SMOOTHIE

64 PFIRSICH-MANGO-SMOOTHIE

65 BANANEN-KOKOSNUSS-SMOOTHIE

66 ERDBEER-VANILLE-JOGURT-SMOOTHIES

REZEPTE ERSTEN GÄNGE

68 SPAGHETTI MIT ARTISCHOCKEN

70 SPAGHETTI MIT MEERESFRÜCHTEN

73 SPAGHETTI MIT KÜRBIS MIT MARINARA-SAUCE UND PARMESAN

76 BRAUNE REISPASTA MIT SCHWARZKOHL UND WALNUSSPESTO

78 LINGUINE MIT GARNELEN, SPINAT UND TOMATEN

81 TOMATEN-GEMÜSE-SUPPE MIT QUINOA

83 LANGSAM GEKOCHTE GEMÜSESUPPE MIT GERSTE

86 KÜRBISSUPPE MIT HONIG UND INGWER

88 KICHERERBSEN- UND GEMÜSESUPPE

91 BROKKOLI-KÄSE-SUPPE

93 QUINOA-SALAT MIT SCHWARZEN BOHNEN

95 BRAUNER REIS UND GEBRATENES GEMÜSE

97 WILDREIS UND PILZPILAW

99 HÜHNCHEN- UND GEMÜSE-JAMBALAYA

102 GEBRATENER REIS MIT GARNELEN UND GEMÜSE

104 LINSEN- UND GEMÜSEEINTOPF

106 SÜSSKARTOFFEL-CHILI UND SCHWARZE BOHNEN

108 TRUTHAHN-CHILI UND GEMÜSE

110 BOHNEN- UND GEMÜSEEINTOPF

112 MINESTRONE MIT GERSTE UND BOHNEN

114 LINSENSUPPE MIT KOHL UND TOMATEN

116 WÜRZIGE SCHWARZE BOHNENSUPPE MIT MAIS UND TOMATEN

118 QUINOA- UND GEMÜSESUPPE

120 HÜHNER- UND GEMÜSESUPPE MIT GERSTE

123 SPIESSE MIT GEGRILLTEM GEMÜSE MIT ZITRONE UND KNOBLAUCH

125 GEBACKENE SÜSSKARTOFFELN MIT ROSMARIN UND KNOBLAUCH

127 GEDÄMPFTER BROKKOLI MIT ZITRONE UND PARMESAN

129 GEGRILLTE ZUCCHINI MIT BALSAMICO-ESSIG-GLASUR

131 SAUTEIERTER SPINAT MIT KNOBLAUCH UND ZITRONE

133 PUTENLASAGNE MIT MAGEREM RICOTTA

135 GEMÜSELASAGNE MIT SPINAT, ZUCCHINE UND AUBERGINEN

138 KÜRBISLASAGNE MIT MAGEREM MOZZARELLA

141 GEGRILLTER LACHS MIT ZITRONE UND AROMATISCHEN KRÄUTERN

143 GEBACKENER KABELJAU MIT TOMATEN-OLIVEN-SAUCE

145 VERPACKTE TILAPIA MIT ZITRONE UND KAPERN

147 THUNFISCHSALAT MIT GRIECHISCHEM JOGHURT UND AVOCADO

149 PENNE MIT GERÖSTETEN TOMATEN, KNOBLAUCH UND OLIVENÖL

151 PENNE MIT PESTO, TOMATEN UND PARMESAN

153 PENNE MIT GEBRATENEM GEMÜSE UND DÜNNEM FETA-KÄSE

155 SCHWARZER BOHNEN-MAIS-SALAT MIT LIMETTE-SAUCE

157 SOUTIE MIT LINSEN UND GEMÜSE

159 KICHERERBSEN- UND GEMÜSECURRY

161 DREI-BOHNEN-SALAT MIT VINAIGRETTE-DRESSING

163 SPINAT-FETA-OMELETTE

165 PILZ-SCHWEIZER KÄSE-OMELETTE

167 WEISSES WEISSES OMELETTE MIT DÜNNEM KÄSE UND GEMÜSE

169 GRIECHISCHES OMELETTE MIT SPINAT TOMATEN UND FETAKÄSE

171 GEBACKENER LACHS MIT GEMÜSE

173 THUNFISCH MIT GRÜNEN SOSSEN UND KICHERERBSEN PUR

REZEPTE ZWEITEN GÄNGE

176 GEBRATENES HÄHNCHEN MIT KARTOFFELN UND ROSMARIN

178 HÜHNER- UND KARTOFFELEINTOPF

180 HÄHNCHEN MIT MANDELN UND SPINAT

182 HÜHNERCURRY MIT GEMÜSE

184 ZITRONENHÄHNCHEN MIT SPARGEL

186 GEGRILLTES HÄHNCHEN MIT ARTISCHOCKEN UND TOMATEN

188 HÜHNER-CACCIATORA MIT KAROTTEN UND SELLERIE

190 HUHN MIT PAPRIKA UND ZUCCHINE

192 PAPRIKA-HÄHNCHEN MIT ZWIEBELN UND PAPRIKA

194 TRUTHAHN MIT GEGRILLTEN ZUCCHINI UND AUBERGINEN

196 GEBACKENER TRUTHAHN MIT GEMÜSE

198 GEBACKENER LACHS MIT SPARGEL

200 GEGRILLTER THUNFISCH MIT TOMATEN UND KAPERN

202 WOLFSBARSCH IN PAPIER MIT ARTISCHOCKEN UND KARTOFFELN

204 GARNELENSPIESSE MIT ZUCCHINI UND TOMATEN

206 BRACHSFILETS MIT ZITRONE MIT ARTISCHOCKEN-SPARGEL-SALAT

208 GEBACKENE SEEZUNGE MIT ARTISCHOCKEN UND PETERSILIE

210 PAPRIKA, GEFÜLLT MIT QUINOA UND GEMÜSE

212 ZUCCHINI, GEFÜLLT MIT RICOTTA UND SPINAT

214 ARTISCHOCKEN-ZWIEBEL-OMELET

216 SPARGELSALAT MIT GEKOCHTEN EIERN UND MANDELN

218 SPARGEL-RICOTTA-KUCHEN

220 GRATINIERTER BLUMENKOHL MIT TOMATEN-BASILIKUM-SAUCE

222 ARTISCHOCKEN NACH RÖMISCHER ART MIT KARTOFFELN

224 GEBACKENER SPARGEL MIT SCHINKEN UND KÄSE

226 SPARGEL-SPECK-OMELETTE

228 RINDFLEISCHSCHEIBEN MIT RUCOLA UND TOMATEN

230 RINDEREINTOPF MIT KARTOFFELN UND KAROTTEN

233 RINDFLEISCH UND SPARGEL IN EINER PFANNE

235 ROASTBEEF MIT ARTISCHOCKEN UND KARTOFFELN

237 RINDFLEISCHBÄLLCHEN MIT SPINAT

240 SCHWEINEKOTELETTEN MIT ÄPFELN UND KARTOFFELN

243 SCHWEINEBRATEN MIT PFLAUMEN UND KAROTTEN

246 SCHWEINESPIESSE MIT GEGRILLTEM GEMÜSE

249 SCHWEINEFILET MIT SENF UND HONIGSOSSE

NEBENREZEPTE

252 SPINAT-ERDBEER-SALAT

254 GEGRILLTES GEMÜSE

256 QUINOA MIT GEMÜSE

258 GEDÄMPFTE GRÜNE BOHNEN MIT GERÖSTTEN MANDELN

260 GURKEN-TOMATEN-SALAT

263 SAUTIERTER BROKKOLI MIT KNOBLAUCH UND ZITRONE

265 GEGRILLTER SPARGEL MIT ZITRONE UND PARMESAN

EINFÜHRUNG IN DIE DASH-DIÄT

Die DASH 2025-Diät (Dietary Approaches to Stop Hypertension) ist eine vom US-amerikanischen National Institute for Health (NIH) entwickelte Diät mit dem Ziel, Hypertonie (Bluthochdruck) zu verhindern oder zu verbessern. Basierend auf wissenschaftlichen Untersuchungen zielt die DASH-Diät darauf ab, den Blutdruck durch einen Ernährungsansatz zu senken, der reich an bestimmten Nährstoffen und mit einem reduzierten Natriumgehalt ist. Was macht die DASH-Diät besonders? Schwerpunkt auf Obst, Gemüse und Vollkornprodukten: Diese Lebensmittel sind reich an Kalium, Magnesium, Kalzium und Ballaststoffen, alles Nährstoffe, die zur Regulierung des Blutdrucks beitragen. Mageres Protein: Die DASH-Diät fördert den Verzehr von Proteinen aus Quellen wie Fisch,

Geflügel, Hülsenfrüchten und Tofu, die wichtige Nährstoffe liefern, ohne den gesättigten Cholesterinspiegel zu erhöhen. Fettarme Milchprodukte: Die Wahl von Milchprodukten wie Magermilch oder fettarmem Joghurt liefert Kalzium und Vitamin D, die für die Knochengesundheit wichtig sind, ohne überschüssige gesättigte Fettsäuren. Gesunde Fette: Die DASH-Diät legt Wert auf einfach und mehrfach ungesättigte Fette aus Quellen wie Olivenöl, Avocados und Nüssen, die die Herzgesundheit unterstützen. Natrium reduzieren: Übermäßiger Natriumkonsum kann den Blutdruck erhöhen. Die DASH-Diät begrenzt die Natriumaufnahme auf weniger als 2.300 Milligramm pro Tag (oder 1.500 Milligramm für bestimmte Personengruppen). Begrenzung von zugesetztem Zucker: Übermäßiger Verzehr von zugesetztem Zucker kann zu Gewichtszunahme und anderen Gesundheitsproblemen führen.

Die DASH-Diät fördert die Begrenzung von zugesetztem Zucker und bevorzugt frische, vollwertige Lebensmittel. Wenn Sie daran interessiert sind, die DASH-Diät auszuprobieren, finden Sie hier einige Tipps für den Einstieg: Konsultieren Sie Ihren Arzt: Bevor Sie wesentliche Änderungen an Ihrer Ernährung vornehmen, ist es wichtig, mit Ihrem Arzt zu sprechen, um sicherzustellen, dass sie für Sie richtig ist, insbesondere wenn Sie haben Vorerkrankungen. Beginnen Sie schrittweise: Sie müssen Ihre Essgewohnheiten nicht plötzlich umstellen. Beginnen Sie mit kleinen Änderungen, z. B. indem Sie mehr Obst und Gemüse zu Ihren Mahlzeiten hinzufügen oder sich für Vollkornprodukte statt raffinierter Körner entscheiden.

DIE GESCHICHTE UND DER URSPRUNG DER DASH-DIÄT

Die DASH-Diät (Dietary Approaches to Stop Hypertension) wurde Anfang der 1980er Jahre an den National Institutes of Health der Vereinigten Staaten (NIH) mit dem Ziel entwickelt, einen Ernährungsansatz zu finden, der den Blutdruck effektiv und sicher senken kann. Die von Ärzten und Forschern des NIH durchgeführten Untersuchungen basierten auf der Beobachtung mehrerer Bevölkerungsgruppen, die deutlich niedrigere Bluthochdruckraten aufwiesen als westliche Länder. Durch die Analyse ihrer Essgewohnheiten wurde ein gemeinsames Merkmal identifiziert: ein hoher Verzehr von Obst, Gemüse, Vollkornprodukten und fettarmen Milchprodukten, verbunden mit einer geringen Aufnahme von Natrium und gesättigten Fettsäuren. Diese Beobachtungen führten zur Entwicklung der DASH-Diät.

1997 offiziell als Diät vorgestellt, die Bluthochdruck verhindern und verbessern kann

natürliche und ergänzende Art und Weise zum Drogenkonsum. Faktoren, die zur Entwicklung der DASH-Diät beigetragen haben: Besorgnis über Bluthochdruck: Bluthochdruck war ein wachsendes Problem der öffentlichen Gesundheit mit erheblichen Auswirkungen auf Morbidität und Mortalität. Für die Behandlung wurde ein nicht-pharmakologischer Ansatz angestrebt. Forschung zu Ernährung und Blutdruck: Epidemiologische und experimentelle Studien hatten bereits die Rolle einiger Nährstoffe und Ernährungsgewohnheiten bei der Kontrolle des Blutdrucks hervorgehoben.

Vergleich zwischen Esskulturen: Die Analyse der Essgewohnheiten von Bevölkerungsgruppen mit niedrigen Bluthochdruckraten hat wichtige Erkenntnisse für die Definition der Grundprinzipien der DASH-Diät geliefert.

Entwicklung der DASH-Diät im Laufe der Zeit: Im Laufe der Jahre wurde die DASH-Diät weiter erforscht und verfeinert, wobei neue Empfehlungen hinzugefügt und an die spezifischen Ernährungsbedürfnisse verschiedener Altersgruppen und Gesundheitszustände angepasst wurden.

Heute gilt die DASH-Diät als wirksamer und sicherer Ernährungsansatz zur Vorbeugung und Kontrolle von Bluthochdruck sowie zur Förderung einer besseren allgemeinen Gesundheit. Es wird von zahlreichen Gesundheitsbehörden und Ärzteverbänden auf der ganzen Welt empfohlen. Die DASH-Diät ist ein Beispiel dafür, wie Ernährung eine grundlegende Rolle beim Gesundheitsmanagement und der Vorbeugung chronischer Krankheiten spielen kann.

WAS ES IST DIE DASH-DIÄT

Die DASH-Diät ist eine Diätform, die zur Vorbeugung und Kontrolle von Bluthochdruck entwickelt wurde. Diese Diät basiert auf der Erhöhung der Aufnahme nährstoffreicher Lebensmittel, von denen bekannt ist, dass sie sich positiv auf den Blutdruck auswirken, wie z. B. Obst, Gemüse, Vollkornprodukte, mageres Eiweiß und fettarme Milchprodukte. Insbesondere die DASH-Diät beinhaltet einen hohen Verzehr von Kalium, Magnesium, Kalzium, Ballaststoffen und pflanzlichen Proteinen. Bei der DASH-Diät geht es auch darum, die Aufnahme von Nahrungsmitteln mit hohem Gehalt an gesättigten Fettsäuren, Cholesterin und Natrium zu reduzieren , die bekanntermaßen das Risiko für Bluthochdruck erhöhen.

Lebensmittel wie rotes Fleisch, zuckerhaltige Getränke, frittierte Lebensmittel und verarbeitete Lebensmittel sind bei der DASH-Diät begrenzt. Das Hauptziel der DASH-Diät besteht darin, die Aufnahme gesunder Nährstoffe zu erhöhen und die Aufnahme schädlicher Substanzen zu reduzieren. Zahlreiche Studien haben gezeigt, dass die DASH-Diät dazu beitragen kann, den Blutdruck zu senken und die allgemeine Gesundheit von Herz und Blutgefäßen zu verbessern. Zusammenfassend handelt es sich bei der DASH-Diät um eine gesunde, ausgewogene Ernährung, die zur Vorbeugung und Kontrolle von Bluthochdruck beitragen kann. Es fördert einen hohen Verzehr nährstoffreicher Lebensmittel und eine Reduzierung der Aufnahme gesundheitsschädlicher Stoffe, was zu zahlreichen Vorteilen für die allgemeine Gesundheit des Herzens und der Blutgefäße führen kann.

DIE VORTEILE DER DASH-DIÄT

Die DASH-Diät wurde ursprünglich entwickelt, um Menschen mit hohem Blutdruck zu helfen. Seitdem hat sich jedoch gezeigt, dass sie zahlreiche gesundheitliche Vorteile bietet. Einer der Hauptvorteile der DASH-Diät ist ihre Fähigkeit, das Risiko von Herzerkrankungen und Schlaganfällen zu reduzieren. Das liegt daran, dass in der Ernährung der Schwerpunkt auf Lebensmitteln liegt, die wenig gesättigte Fettsäuren enthalten und reich an Nährstoffen sind, die bekanntermaßen herzgesund sind, wie etwa Kalium, Magnesium und Ballaststoffe. Studien haben gezeigt, dass Menschen, die die DASH-Diät befolgen, einen niedrigeren Blutdruck und einen niedrigeren LDL-Cholesterinspiegel (oder „schlechtes" Cholesterin) haben, was zwei Hauptrisikofaktoren für Herzerkrankungen und Schlaganfälle sind. Hilft bei der Gewichtsabnahme und beim Gewichtsmanagement.

Die DASH-Diät ist auch bei der Gewichtsabnahme und beim Gewichtsmanagement wirksam. Weil die Ernährung vollwertige, nährstoffreiche Lebensmittel in den Vordergrund stellt und Grenzen setztVerarbeitete Lebensmittel und zuckerhaltige Getränke können Menschen dabei helfen, die Gesamtkalorienaufnahme zu reduzieren, ohne sich hungrig oder benachteiligt zu fühlen. Studien haben gezeigt, dass Menschen, die die DASH-Diät befolgen, Gewicht verlieren und ihr Gewicht im Laufe der Zeit leichter halten können. Reduziert das Risiko einiger Krebsarten. Untersuchungen haben auch gezeigt, dass die DASH-Diät das Risiko einiger Krebsarten, einschließlich Darm-, Brust- und Prostatakrebs, senken kann. Das liegt daran, dass bei der Ernährung der Schwerpunkt auf Nahrungsmitteln gelegt wird, die reich an Antioxidantien und anderen Nährstoffen sind, die nachweislich krebsbekämpfende Eigenschaften haben. Darüber hinaus fördert die DASH-Diät den Verzehr von ballaststoffreichen

Lebensmitteln, was zu einem regelmäßigen Stuhlgang und einer Verringerung des Darmkrebsrisikos beitragen kann. Nachhaltig und einfach zu befolgen Einer der Hauptvorteile der DASH-Diät ist schließlich, dass sie nachhaltig und einfach zu befolgen ist. Im Gegensatz zu vielen Modediäten, die die strikte Einhaltung komplexer Regeln und Einschränkungen erfordern, ist die DASH-Diät ein flexibler, anpassungsfähiger Ernährungsplan, der an den individuellen Geschmack und die Vorlieben angepasst werden kann. Dies erhöht die Wahrscheinlichkeit , dass Menschen die Diät langfristig einhalten, was zu langfristigen gesundheitlichen Vorteilen führen kann. Die DASH-Diät ist ein gesunder Ernährungsplan, der Menschen jeden Alters und jeder Herkunft zahlreiche Vorteile bieten kann. Egal, ob Sie Ihr Risiko für Herzerkrankungen senken, Ihr Gewicht kontrollieren oder sich einfach insgesamt besser fühlen möchten, die DASH-Diät ist ein guter Ausgangspunkt.

GRUNDLAGEN DER DASH-DIÄT

Die DASH-Diät (Dietary Approaches to Stop Hypertension) basiert auf soliden Ernährungsprinzipien, die darauf abzielen, den Blutdruck auf natürliche und sichere Weise zu senken und gleichzeitig eine bessere allgemeine Gesundheit zu fördern.

Hier sind die grundlegenden Eckpfeiler der DASH-Diät:

1. Reichlicher Verzehr von Obst und Gemüse:

Empfohlen werden mindestens 810 Portionen pro Tag.

Wählen Sie verschiedene Farben, um ein breites Spektrum an Nährstoffen und Antioxidantien zu erhalten.

Wählen Sie frisches Obst und Gemüse der Saison .

2. Vollkorn als Grundlage der Ernährung:

Nehmen Sie 68 Portionen pro Tag ein.

Entscheiden Sie sich für Vollkornprodukte wie Vollkornbrot, braunen Reis, Vollkornnudeln und Hafer. Vollkorn liefert Ballaststoffe, Vitamine, Mineralien und ein anhaltendes Sättigungsgefühl.

3. Fettarme Milchprodukte:

Enthalten sind 23 Portionen pro Tag.

Wählen Sie Magermilch, fettarmen Joghurt oder fettarmen Käse.

Milchprodukte liefern Kalzium, Vitamin D und Proteine, die für die Gesundheit von Knochen und Muskeln wichtig sind.

4. Mageres Protein als primäre Proteinquelle: Essen Sie 23 Portionen pro Tag.

Entscheiden Sie sich für mageres Eiweiß wie Fisch, Geflügel, Hülsenfrüchte, Tofu und Bohnen.

Magere Proteine liefern essentielle Aminosäuren für den Aufbau und die Erhaltung von Gewebe, ohne den gesättigten Cholesterinspiegel zu erhöhen.

5. Gesunde Fette in Maßen:

Begrenzen Sie gesättigte Fettsäuren und Transfette auf weniger als 6 Prozent der Gesamtkalorien.

Konzentrieren Sie sich auf einfach und mehrfach ungesättigte Fette aus Quellen wie Olivenöl, Avocado, Nüssen und Samen.

Gesunde Fette fördern die Herzgesundheit und verringern das Risiko chronischer Krankheiten.

6. Natrium reduzieren:

Begrenzen Sie die Natriumaufnahme auf weniger als 2.300 Milligramm pro Tag (oder 1.500 Milligramm für bestimmte Personengruppen).

Reduzieren Sie den Verzehr von verpackten, gesalzenen und verarbeiteten Lebensmitteln.

Verwenden Sie zum Würzen von Gerichten Kräuter und Gewürze anstelle von Salz.

BEISPIELE FÜR WOCHENMENÜS

Hier ist ein Beispiel für ein wöchentliches Menü, das den Prinzipien der DASH-Diät folgt:

Tag 1:

Frühstück: Haferflocken mit Beeren und Nüssen, fettarmer Joghurt mit frischen Früchten.

Mittagessen: Quinoa-Salat mit gegrilltem Gemüse und gegrilltem Hähnchen, Vollkornbrot. Snack: Frisches Obst, rohes Gemüse mit Hummus.

Abendessen: Gebackener Lachs mit gegrilltem Gemüse .

Tag 2:

Frühstück: Fruchtsmoothie mit fettarmem Joghurt und Chiasamen, geröstetes Vollkornbrot mit Avocado.

Mittagessen: Linsensuppe mit Vollkornbrot, grüner Salat mit Tomaten und Gurken.

Snack: Mischung aus Trockenfrüchten und Nüssen, fettarmer Joghurt.

Abendessen: Sautierter Tofu mit Gemüse und braunem Reis.

Tag 3:

Frühstück: Rührei mit Gemüse und Vollkornbrot, fettarmer Joghurt mit frischem Obst.

Mittagessen: Kichererbsensalat mit Thunfisch, Tomaten, Oliven und fettarmem Feta, Vollkornbrot.

Snack: Frisches Obst, rohes Gemüse mit Hummus.

Abendessen: Gebackenes Hähnchen mit Süßkartoffeln und gedünstetem Brokkoli.

Tag 4:

Frühstück: Omelette mit Gemüse und Käse

fettarmer Vollkorntoast mit Avocado.

Mittagessen: Quinoa-Salat mit gegrilltem Gemüse und gegrilltem Tempeh, Vollkornbrot.

Snack: Fettarmer Joghurt mit frischem Obst und Müsli.

Abendessen: Gebackener Lachs mit Süßkartoffeln und gedünstetem Spargel.

Tag 5:

Frühstück: Fruchtsmoothie mit fettarmem Joghurt und Erdnussbutter, geröstetes Vollkornbrot mit Mandelbutter.

Mittagessen: Minestrone-Suppe mit Vollkornbrot, grüner Salat mit Tomaten und fettarmer Mozzarella.

Snack: Mischung aus Trockenfrüchten und Nüssen, fettarmer Joghurt.

Abendessen: Sautierter Tofu mit Gemüse und braunem Reis.

Tag 6: Frühstück: Gebackene Eier mit Avocado und Vollkornbrot, fettarmer Joghurt mit frischem Obst.

Mittagessen: Hühnersalat mit Avocado, Tomaten, Gurken und fettarmem Feta, Vollkornbrot.

Snack: Frisches Obst, rohes Gemüse mit Hummus.

Abendessen: Gebackener Lachs mit Süßkartoffeln und gedünstetem Rosenkohl.

Tag 7: Frühstück: Vollkornpfannkuchen mit Ahornsirup und frischem Obst, fettarmer Joghurt mit frischem Obst.

Mittagessen: Quinoa-Salat mit gegrilltem Gemüse und gegrillten Garnelen, Vollkornbrot.

Snack: Frisches Obst, rohes Gemüse mit Hummus.

Abendessen: Gebackenes Hähnchen mit Süßkartoffeln und gedünsteten Karotten.

KÖRPERLICHE AKTIVITÄT UND DASH-DIÄT

Kombinieren Sie körperliche Aktivität und die DASH-Diät für eine optimale Gesundheit

Die DASH-Diät, reich an Obst, Gemüse, Vollkornprodukten, magerem Eiweiß und fettarmen Milchprodukten, ist ein wirksamer Ernährungsansatz zur Vorbeugung und Kontrolle von Bluthochdruck. Um jedoch den gesundheitlichen Nutzen zu maximieren und das allgemeine Wohlbefinden zu erreichen, ist die Kombination der DASH-Diät mit regelmäßiger körperlicher Aktivität unerlässlich.

Warum ist körperliche Aktivität bei der DASH-Diät wichtig?

Verstärkt die blutdrucksenkende Wirkung: Körperliche Betätigung trägt unabhängig von der Ernährung zur Senkung des Blutdrucks bei, indem sie auf verschiedene physiologische Mechanismen einwirkt.

Fördert die Gewichtskontrolle: In Kombination mit einer gesunden Ernährung wie DASH hilft körperliche Aktivität

um ein gesundes Körpergewicht zu halten oder es schrittweise zu verlieren, wodurch das Risiko von Fettleibigkeit und deren Komplikationen verringert wird.

Verbessert die Herz-Kreislauf-Gesundheit: Regelmäßige Bewegung stärkt Herz und Lunge, erhöht die Ausdauer und verringert das Risiko von Herzerkrankungen, Schlaganfällen und Typ-2-Diabetes.

Reduziert Stress: Körperliche Aktivität hilft, Stress abzubauen, der zu Bluthochdruck und anderen Gesundheitsproblemen führen kann.

Verbessert die Stimmung und Lebensqualität: Regelmäßige Bewegung wird mit einer verbesserten Stimmung, Energieniveau und Schlafqualität in Verbindung gebracht und trägt so zu einem besseren allgemeinen Wohlbefinden bei.

Welche Arten körperlicher Aktivität werden bei der DASH-Diät empfohlen?

Gemäß den American Physical Activity Guidelines wird empfohlen, dass Sie jede Woche mindestens 150 Minuten mäßige aerobe körperliche Aktivität oder 75 Minuten kräftige aerobe körperliche Aktivität ausüben.

Zu einer moderaten aeroben körperlichen Aktivität gehören zügiges Gehen, Schwimmen, Radfahren oder Tanzen. Zu den intensiven aeroben körperlichen Aktivitäten gehören Laufen, Sprinten oder zügiges Schwimmen. Zusätzlich zur aeroben körperlichen Aktivität ist es wichtig, an mindestens zwei Tagen in der Woche auch Kraftübungen durchzuführen. Kraftübungen tragen zum Aufbau und Erhalt von Muskelmasse bei, was wiederum einen effizienteren Stoffwechsel fördert und auch im Ruhezustand mehr Kalorien verbrennt.

ZUKUNFT DER DASH-DIÄT, PERSPEKTIVEN UND NEUE FORSCHUNG

Die DASH-Diät erfreut sich aufgrund ihrer starken wissenschaftlichen Grundlage und nachgewiesenen gesundheitlichen Vorteile weiterhin großer Beliebtheit und Anerkennung als wirksamer Ernährungsansatz zur Vorbeugung und Kontrolle von Bluthochdruck und zur Förderung der allgemeinen Gesundheit. Mit Blick auf die Zukunft zeichnen sich in der DASH-Diätlandschaft mehrere Trends und neue Forschungsergebnisse ab, die sie als ein sich ständig weiterentwickelndes Ernährungsmodell positionieren, das an sich ändernde Ernährungsbedürfnisse angepasst werden kann:

1. Personalisierung und kulturelle Anpassung: Die Anpassung der DASH-Diät an individuelle Bedürfnisse, kulturelle Vorlieben und spezifische Gesundheitsbedingungen ist ein Bereich von wachsendem Interesse.

Zukünftige Forschungen werden sich darauf konzentrieren, die DASH-Diät an unterschiedliche kulturelle und demografische Kontexte anzupassen und so den Zugang und die Gleichberechtigung für alle sicherzustellen.

2. Integration mit innovativen Technologien: Der Einsatz innovativer Technologien wie Smartphone-Apps, Ernährungsüberwachungstools und Telemedizinplattformen kann die Essensplanung, das Diätmanagement und die personalisierte Unterstützung für diejenigen, die die DASH-Diät befolgen, erleichtern.

3. Schwerpunkt auf Darmgesundheit:

Der Zusammenhang zwischen Darmgesundheit und allgemeiner Gesundheit wird immer offensichtlicher. Zukünftige Forschungen werden die Rolle der DASH-Diät bei der Förderung eines gesunden Darmmikrobioms und ihre möglichen Auswirkungen auf die Prävention chronischer Krankheiten untersuchen.

REZEPTE FÜR VORSPEISEN UND SMOOTHIE

KICHERERBSEN-TOMATEN-SALAT

Zubereitungszeit: 10 Minuten

Dosierung für 4 Personen:

400 g Kichererbsen aus der Dose, abgetropft und abgespült

3 reife Tomaten, in Würfel geschnitten

1/2 rote Zwiebel, gehackt

1/4 Tasse gehackte frische Petersilie

2 Esslöffel frischer Zitronensaft

2 Esslöffel natives Olivenöl extra

Vorbereitung:

In einer großen Schüssel Kichererbsen, Tomatenwürfel, gehackte rote Zwiebeln und frische Petersilie vermischen. In einer Tasse Zitronensaft und natives Olivenöl extra vermischen. Die Vinaigrette über die Schüssel mit Kichererbsen und Tomaten gießen und gut vermischen. In einzelnen Portionen servieren.

TOMATEN-AVOCADO-CROSTINI

Zubereitungszeit: 15 Minuten

Dosierung für 4 Personen:

4 Scheiben Vollkornbrot, halbiert

1 reife Avocado, zerdrückt

2 reife Tomaten, in dünne Scheiben geschnitten

1/4 Tasse gehackte frische Kräuter

(Basilikum, Petersilie, Thymian usw.)

Vorbereitung:

Die Vollkornbrotscheiben goldbraun rösten. Die zerdrückte Avocado auf den gerösteten Brotscheiben verteilen. Die Tomatenscheiben auf die Avocado legen. Mit gehackten frischen Kräutern bestreuen. In Portionen von 2 Croutons pro Person servieren.

ROLLUP MIT RÄUCHERLACHS

Zubereitungszeit: 10 Minuten

Dosierung für 4 Personen:

8 Scheiben geräucherter Lachs

250 g leichter Streichkäse

1 Esslöffel frischer Zitronensaft

1/4 Tasse gehackte rote Zwiebel

1/4 Tasse gehackte Gurken

Vorbereitung

In einer Schüssel Frischkäse, frischen Zitronensaft, gehackte rote Zwiebeln und gehackte Gurke vermischen. Die Lachsscheiben auf einem Schneidebrett anordnen. Die Frischkäsemischung auf den Lachsscheiben verteilen. Die Lachsscheiben gut aufrollen, so dass eine Rolle entsteht. Die Lachsrolle in 8 Stücke schneiden. In Portionen zu 2 Stück pro Person servieren.

GARNELEN- UND GEMÜSESPIEBE

Zubereitungszeit: 20 Minuten

Dosierung für 4 Personen:

16 große Garnelen, geschält und gereinigt

1 rote Paprika, gewürfelt

1 gelbe Paprika, gewürfelt

1 rote Zwiebel, gewürfelt

8 Kirschtomaten, halbiert

2 Esslöffel natives Olivenöl extra

2 Esslöffel frischer Zitronensaft

1 Knoblauchzehe, fein gehackt

1 Teelöffel Paprika

Vorbereitung

In einer Schüssel das native Olivenöl extra, frischen Zitronensaft, gehackten Knoblauch und Paprika vermischen. Garnelen, Paprika, Zwiebeln und Kirschtomaten abwechselnd auf 8 Holzspieße stecken. Die Spieße mit Olivenöl und Gewürzmarinade bestreichen. Die Spieße auf einem heißen Grill 810 Minuten lang grillen und nach der Hälfte der Garzeit wenden. Heiß servieren.

MIT HUMMUS GEFÜLLTE EIER

Zubereitungszeit: 15 Minuten

Dosierung für 4 Personen:

8 hartgekochte Eier

1/2 Tasse Hummus

2 Esslöffel griechischer Joghurt

2 Esslöffel frischer Zitronensaft

1/4 Teelöffel Salz

1/4 Teelöffel süßer Paprika

Frisch gemahlener schwarzer Pfeffer nach Geschmack

1 Esslöffel gehackte frische Petersilie

Vorbereitung

Die hartgekochten Eier halbieren und das Eigelb entfernen. In einer Schüssel das Eigelb mit einer Gabel zerdrücken und Hummus, griechischen Joghurt , frischen Zitronensaft, Salz und süßes Paprikapulver hinzufügen. Mischen, bis eine glatte und cremige Masse entsteht. Füllen Sie die Eihälften mit einem Löffel mit der Hummusmischung. Mit frisch gemahlenem schwarzem Pfeffer und gehackter frischer Petersilie bestreuen. Kalt servieren.

BRUSCHETTA MIT SCHWARZE BOHNEN

Zubereitungszeit: 20 Minuten

Dosierung für 4 Personen:

4 Scheiben toskanisches oder rustikales Brot

1 Dose schwarze Bohnen, abgetropft und abgespült

1 reife Tomate, gewürfelt

1/4 Tasse gehackte rote Zwiebel

2 Esslöffel gehackter frischer Koriander

1 Esslöffel frischer Limettensaft

1/2 Teelöffel gemahlener Kreuzkümmel

Salz und frisch gemahlener schwarzer Pfeffer nach Geschmack

1 geschälte Knoblauchzehe 2 Esslöffel natives Olivenöl extra

Vorbereitung

In einer Schüssel schwarze Bohnen, Tomatenwürfel, gehackte rote Zwiebeln, gehackten frischen Koriander, frischen Limettensaft, gemahlenen Kreuzkümmel, Salz und frisch gemahlenen schwarzen Pfeffer vermischen. Gut vermischen, um die Zutaten zu kombinieren. Grillen Sie die toskanischen Brotscheiben oder rustikalen Brotscheiben auf einem heißen Grill oder auf einer heißen Grillplatte, bis sie leicht golden und knusprig sind. Reiben Sie die Knoblauchzehe über jede Scheibe gegrilltes Brot. Beträufeln Sie jede Brotscheibe mit etwas nativem Olivenöl extra und dann mit einer großzügigen Portion der schwarzen Bohnenmischung. Sofort als Vorspeise oder Beilage servieren.

ZUCCHINI-CARPACCIO

Vorbereitungszeit:

ca. 1015 Minuten

Dosierung für: 24 Personen

Zutaten:

23 mittelgroße Zucchini

Natives Olivenöl extra

Salz und Pfeffer nach Geschmack.

Zitronensaft

Parmesanflocken

Frischer Basilikum

Vorbereitung

Die Zucchini mit einem Kartoffelschäler oder einer Mandoline in dünne Scheiben schneiden. Die Scheiben auf einem Servierteller anrichten. Mit nativem Olivenöl extra, Salz, Pfeffer und Zitronensaft würzen. Nach Geschmack frische Basilikumblätter und Parmesanflocken hinzufügen. Sofort servieren.

GUACAMOLE UND MAIS-CHIPS

Vorbereitungszeit:

ca. 2025 Minuten

Dosierung für: 4 Personen

Zutaten:

2 reife Avocados

1 Zitrone

1 Knoblauchzehe

Salz und Pfeffer nach Geschmack.

4 Maistortillas

Olivenöl

Vorbereitung

Für die Guacamole: Zwei reife Avocados mit einer Gabel in einer Schüssel zerdrücken. Den Saft einer halben Zitrone, eine Prise Salz und Pfeffer sowie eine gehackte Knoblauchzehe hinzufügen. Alle Zutaten gut vermischen und mit Salz und Pfeffer abschmecken. Für die Maischips: Die Maistortillas mit einem scharfen Messer in Dreiecke schneiden. Die Dreiecke auf einem Backblech anordnen und mit Olivenöl und Salz bestreuen. Im vorgeheizten Backofen bei 180 °C ca. 1012 Minuten backen oder bis die Kartoffeln goldbraun und knusprig sind . Servieren Sie die Guacamole in einer Schüssel mit den heißen Maischips als Beilage.

AUBERGINEN CAPRESE

Zubereitungszeit: ca. 30 Minuten

Portionen: 46 Personen

Zutaten:

2 große Auberginen

Salz und schwarzer Pfeffer nach Geschmack

1/2 Tasse Allzweckmehl

3 Eier

1/4 Tasse Pflanzenöl

46 grobe Scheiben frischer Mozzarella

46 große Scheiben reife Tomate

Frische Basilikumblätter

Balsamico-Essig (optional)

 Vorbereitung

Den Backofen auf 190°C vorheizen. Die Aubergine in 1/2 Zoll dicke Scheiben schneiden und mit Salz bestreuen. Lassen Sie sie 10/15 Minuten lang ruhen, spülen Sie sie dann ab und tupfen Sie sie mit Papiertüchern trocken. Das Mehl in eine flache Schüssel geben und mit Salz und schwarzem Pfeffer würzen . Schlagen Sie die Eier in einer separaten flachen Schüssel auf. Tauchen Sie jede Auberginenscheibe in das Mehl, dann in die geschlagenen Eier und schütteln Sie den Überschuss ab. Pflanzenöl in einer großen Pfanne bei mittlerer bis hoher Hitze erhitzen. Die Auberginenscheiben hinzufügen und auf beiden Seiten goldbraun braten, etwa 23 Minuten pro Seite. Die Auberginenscheiben auf ein mit Backpapier ausgelegtes Backblech legen. Belegen Sie jede Scheibe mit einer Scheibe Mozzarella und einer Tomatenscheibe. 10/15 Minuten backen, bis der Käse geschmolzen ist und Blasen bildet. Nach Belieben mit frischen Basilikumblättern und einem Schuss Balsamico-Essig garnieren. Heiß servieren.

GEMÜSE-OMELETTEFLADEN

Vorbereitungszeit:

ungefähr 20 Minuten

Portionen: 24 Personen

Zutaten:

6 große Eier

1/4 Tasse Milch

Salz und schwarzer Pfeffer nach Geschmack

1 Esslöffel Olivenöl

1 kleine Zwiebel, gewürfelt

1 Paprika, gewürfelt

1 kleine Zucchini, gewürfelt

1 kleiner gelber Kürbis, gewürfelt

1/4 Tasse geriebener Cheddar-Käse

Vorbereitung

Eier, Milch, Salz und schwarzen Pfeffer in einer mittelgroßen Schüssel verquirlen. Das Olivenöl in einer großen Pfanne bei mittlerer bis hoher Hitze erhitzen. Zwiebel, Paprika, Zucchini und gelben Kürbis dazugeben und etwa 57 Minuten anbraten, bis sie weich sind. Gießen Sie die Eiermischung über das Gemüse und kochen Sie es etwa 57 Minuten lang, bis es fest ist. Den geriebenen Cheddar-Käse über das Omelett streuen und schmelzen lassen. Ein Spatel faltet das Omelett in zwei Hälften und gleitet es auf einen Servierteller. Heiß servieren, nach Belieben mit frischen Kräutern oder gehackten Tomaten garniert

ERDBEER-BANANEN-SMOOTHIE

Zubereitungszeit: 5 Minuten

Portionen: 1

Zutaten:

1 Banane

1 Tasse frische Erdbeeren

1/2 Tasse Magermilch

1/2 Tasse fettarmer griechischer Joghurt

1 Esslöffel Honig

Vorbereitung

Alle Zutaten in einen Mixer geben und glatt rühren. Sofort servieren.

SPINAT-BANANEN-SMOOTHIE

Zubereitungszeit: 5 Minuten

Portionen: 1

Zutaten:

2 Tassen frischer Spinat

1 Banane

1/2 Tasse Magermilch

1/2 Tasse fettarmer Joghurt

1 Esslöffel Honig

Vorbereitung

Alle Zutaten in einen Mixer geben und glatt rühren. Sofort servieren. Wenn Sie eine dünnere Konsistenz wünschen, können Sie mehr Milch hinzufügen. Wenn Sie eine dickere Konsistenz bevorzugen, können Sie mehr Joghurt hinzufügen.

BLAUBEER- MANDELN-SMOOTHIE

58

Zubereitungszeit: 5 Minuten

Portionen: 1

Zutaten

1 Tasse frische Blaubeeren

1/2 Tasse ungesüßte Mandelmilch

1/2 Tasse fettarmer griechischer Joghurt

1/4 Tasse Mandeln

1 Esslöffel Honig

Vorbereitung

Alle Zutaten in einen Mixer geben und glatt rühren. Sofort servieren.

KIWI-BANANEN-SMOOTHIE

Zubereitungszeit: 5 Minuten

Portionen: 1

Zutaten

2 Kiwis

1 Banane

1/2 Tasse fettarmer griechischer Joghurt

1/2 Tasse Magermilch

1 Esslöffel Honig

Vorbereitung

Alle Zutaten in einen Mixer geben und glatt rühren. Sofort servieren. Wenn Sie eine dünnere Konsistenz wünschen, können Sie mehr Milch hinzufügen. Wenn Sie eine dickere Konsistenz bevorzugen, können Sie mehr Joghurt hinzufügen.

MANGO-UND ANANAS-SMOOTHIE

Zubereitungszeit: 5 Minuten

Portionen: 1

Zutaten

1 Tasse frische oder gefrorene Mangostücke

1 Tasse frische oder gefrorene Ananasstücke

1/2 Tasse fettarmer griechischer Joghurt

1/2 Tasse ungesüßte Mandelmilch

1 Esslöffel Honig

Vorbereitung

Alle Zutaten in einen Mixer geben und glatt rühren. Sofort servieren.

SMOOTHIE MIT AVOCADO UND KORIANDER

Zubereitungszeit: 5 Minuten

Portionen: 1

Zutaten

1/2 Avocado

1 Tasse frischer Spinat

1/2 Tasse frischer Koriander

1/2 Tasse ungesüßte Mandelmilch

1/2 Tasse fettarmer griechischer Joghurt

1/4 Teelöffel gemahlener Kreuzkümmel

1/4 Teelöffel Salz

Vorbereitung

Alle Zutaten in einen Mixer geben und glatt rühren. Sofort servieren. Wenn Sie eine dünnere Konsistenz wünschen, können Sie mehr Milch hinzufügen. Wenn Sie eine dickere Konsistenz bevorzugen, können Sie mehr Joghurt hinzufügen.

ERDBEER RHABARBER SMOOTHIE

Zubereitungszeit: 5 Minuten

Portionen: 1

Zutaten

1 Tasse frische Erdbeeren

1/2 Tasse frischer Rhabarber, gehackt

1/2 Tasse fettarmer griechischer Joghurt

1/2 Tasse ungesüßte Mandelmilch

1 Esslöffel Honig

Vorbereitung

Alle Zutaten in einen Mixer geben und glatt rühren. Sofort servieren.

PFIRSICH-MANGO-SMOOTHIE

Zubereitungszeit: 5 Minuten

Portionen: 1

Zutaten:

1 Tasse frische oder gefrorene Mangostücke

1 Pfirsich, entkernt und gehackt

1/2 Tasse fettarmer griechischer Joghurt

1/2 Tasse ungesüßte Mandelmilch

1 Esslöffel Honig

Vorbereitung

Alle Zutaten in einen Mixer geben und glatt rühren, sofort servieren.

BANANEN-KOKOSNUSS-SMOOTHIE

Zubereitungszeit: 5 Minuten

Portionen: 1

Zutaten

1 Banane

1/2 Tasse Kokosmilch

1/2 Tasse fettarmer griechischer Joghurt

1/2 Tasse ungesüßte Mandelmilch

1 Esslöffel Honig

Vorbereitung

Alle Zutaten in einen Mixer geben und glatt rühren. Sofort servieren.

ERDBEER VANILLE JOGURT SMOOTHIE

Zubereitungszeit: 5 Minuten

Portionen: 1

Zutaten

1 Tasse frische Erdbeeren

1/2 Tasse fettarmer griechischer Joghurt

1/2 Tasse ungesüßte Mandelmilch

1 Esslöffel Honig

1/2 Teelöffel Vanilleextrakt

Vorbereitung

Alle Zutaten in einen Mixer geben und glatt rühren. Sofort servieren.

REZEPTE
ERSTEN GÄNGE

SPAGHETTI MIT ARTISCHOCKEN

Zubereitungszeit: 30 Minuten.

für 4 Personen

Zutaten:

500 Gramm Spaghetti

2 Dosen (à 140 g) Artischocken

Herzen, abgetropft und geviertelt

3 Knoblauchzehen, gehackt

1/4 Tasse Olivenöl

1/4 Tasse frisch geriebener Parmesan

1/4 Tasse gehackte frische Petersilie

Salz und Pfeffer nach Geschmack

Vorbereitung

Die Spaghetti in einem großen Topf mit kochendem Salzwasser nach Packungsanweisung al dente kochen. Die Spaghetti abgießen und dabei 1/2 Tasse Nudelwasser auffangen. Während die Spaghetti kochen, erhitzen Sie das Olivenöl in einer großen Pfanne bei mittlerer Hitze. Fügen Sie den Knoblauch hinzu und kochen Sie ihn 1/2 Minute lang, bis er duftet. Die Artischockenherzen in die Pfanne geben und 3 bis 4 Minuten braten, bis sie leicht gebräunt sind. Die gekochten Spaghetti mit den Artischocken in die Pfanne geben und verrühren. Wenn die Nudeln trocken erscheinen, fügen Sie etwas vom zurückbehaltenen Nudelwasser hinzu. Die Pfanne vom Herd nehmen und Parmesan und Petersilie unterrühren. Mit Salz und Pfeffer abschmecken. Die Spaghetti mit Artischocken sofort servieren und nach Belieben mit mehr Parmesan und Petersilie garnieren. Guten Appetit.

SPAGHETTI MIT MEERESFRÜCHTEN

Zubereitungszeit: 45 Minuten.

für 4 Personen.

Zutaten:

1 500 g Spaghetti

1 Pfund gemischte Meeresfrüchte (z.B

wie Garnelen, Jakobsmuscheln und Calamari)

,

sauber und entkernt

3 Knoblauchzehen, gehackt

1/4 Tasse Olivenöl

1/2 Glas trockener Weißwein

1 (28 Unzen) Dose gewürfelte Tomaten,
abgetropft

1/4 Teelöffel rote Paprikaflocken

Salz und Pfeffer nach Geschmack

1/4 Tasse gehackte frische Petersilie

Zitronenschnitze zum Servieren

Vorbereitung

Die Spaghetti in einem großen Topf mit kochendem Salzwasser nach Packungsanweisung al dente kochen. Die Spaghetti abgießen und dabei 1/2 Tasse Nudelwasser auffangen. Während die Spaghetti kochen, erhitzen Sie das Olivenöl in einer großen Pfanne bei mittlerer Hitze. Fügen Sie den Knoblauch hinzu und kochen Sie ihn 1/2 Minute lang, bis er duftet. Geben Sie die gemischten Meeresfrüchte in die Pfanne und kochen Sie sie 3 bis 4 Minuten lang, bis sie gar sind. Die Meeresfrüchte aus der Pfanne nehmen und beiseite stellen.

Den Weißwein in die Pfanne geben und zum
Kochen bringen. 1/2 Minuten kochen lassen,
bis der Wein auf die Hälfte reduziert ist. Die
gewürfelten Tomaten und Chiliflocken in die
Pfanne geben und zum Köcheln bringen. 5/7
Minuten kochen lassen, bis die Sauce leicht
eingedickt ist. Geben Sie die Meeresfrüchte
wieder in die Pfanne und vermengen Sie sie,
bis sie mit der Soße bedeckt sind. Mit Salz und
Pfeffer abschmecken. Die gekochten Spaghetti
mit den Meeresfrüchten in die Pfanne geben
und verrühren. Wenn die Nudeln trocken
erscheinen, fügen Sie etwas vom
zurückbehaltenen Nudelwasser hinzu.
Nehmen Sie die Pfanne vom Herd und geben
Sie die gehackte Petersilie hinzu. Servieren Sie
die Spaghetti sofort mit Meeresfrüchten und
garniert mit Zitronenschnitzen. Guten
Appetit.

SPAGHETTI MIT KÜRBIS MIT MARINARA-SAUCE UND PARMESAN

Vorbereitungszeit:

etwa 45 Minuten.

für 4 Personen:

Zutaten:

1/2 kg Spaghetti

500 g Kürbis, geschält und in Würfel geschnitten

1 Zwiebel, gehackt

2 Knoblauchzehen, gehackt

1/4 Tasse Olivenöl

2 Tassen Marinara-Sauce

1/2 Tasse geriebener Parmesan ,

plus mehr zum Garnieren

Salz und Pfeffer nach Geschmack

Frischer Basilikum zum Garnieren

Vorbereitung

Den Backofen auf 190 °C (190 °F) vorheizen. Ein Backblech mit Backpapier auslegen und den Kürbis in einer einzigen Schicht anordnen. Etwa 20–25 Minuten kochen, bis der Kürbis weich und leicht golden ist. Den Kürbis aus dem Ofen nehmen und beiseite stellen. In einem großen Topf reichlich Salzwasser zum Kochen bringen. Kochen Sie die Spaghetti al dente und folgen Sie dabei den Anweisungen auf der Packung. Abtropfen lassen und beiseite stellen. In einer großen Pfanne das Olivenöl bei mittlerer Hitze erhitzen. Fügen Sie die Zwiebel und den Knoblauch hinzu und kochen Sie alles etwa 5 bis 7 Minuten lang, bis es weich und goldbraun ist.

Die Marinara-Sauce und den Kürbis in die Pfanne geben und gut vermischen. Etwa 5 Minuten köcheln lassen, bis die Sauce heiß ist und der Kürbis vollständig eingearbeitet ist. Die Spaghetti in die Pfanne geben und gut vermengen, bis sie mit der Soße bedeckt sind. Den geriebenen Parmesan dazugeben und erneut verrühren, bis er geschmolzen ist. Mit Salz und Pfeffer abschmecken. Servieren Sie den Spaghettikürbis mit Marinara-Sauce und Parmesan heiß , garniert mit weiterem geriebenem Parmesan und frischem Basilikum. Guten Appetit.

BRAUNE REISPASTA MIT SCHWARZKOHL WALNUSS-PESTO

Vorbereitungszeit:

etwa 30 Minuten.

für 4 Personen:

Zutaten:

400 g braune Reisnudeln

1 Kohl, gewaschen und gehackt

1/2 Tasse Walnüsse, geröstet und gehackt

1/2 Tasse geriebener Parmesan

2 Knoblauchzehen, gehackt

1/2 Tasse Olivenöl

Salz und Pfeffer nach Geschmack.

Vorbereitung

In einem großen Topf reichlich Salzwasser zum Kochen bringen. Kochen Sie die Nudeln aus braunem Reis al dente und befolgen Sie dabei die Anweisungen auf der Packung. Abtropfen lassen und beiseite stellen. In einer großen Pfanne das Olivenöl bei mittlerer Hitze erhitzen. Den Kohl dazugeben und ca. 5 bis 7 Minuten weich kochen. Nüsse und Knoblauch in die Pfanne geben und unter häufigem Rühren weitere 2 bis 3 Minuten kochen lassen. Kohl, Walnüsse und Knoblauch in einen Mixer oder eine Küchenmaschine geben. Den geriebenen Parmesan sowie eine Prise Salz und Pfeffer hinzufügen. Alle Zutaten vermischen, bis ein glattes Pesto entsteht. Das Grünkohl-Pesto zu den Nudeln aus braunem Reis geben und gut vermischen, sodass alle Nudeln mit dem Pesto bedeckt sind. Mit Salz und Pfeffer abschmecken. Servieren Sie die Nudeln aus braunem Reis mit scharfem Grünkohl und Walnusspesto . Guten Appetit!

LINGUINE MIT GARNELEN SPINAT UND TOMATEN

Vorbereitungszeit:

etwa 30 Minuten.

für 4 Personen:

Zutaten:

400 g Linguine

400 g geschälte und gereinigte Garnelen

200 g Kirschtomaten, halbiert

200 g frischer Spinat

4 Knoblauchzehen gehackt

1/2 Tasse Olivenöl

1/2 Glas Weißwein

Salz und Pfeffer nach Geschmack

Vorbereitung

In einem großen Topf reichlich Salzwasser
zum Kochen bringen. Kochen Sie die Linguine
al dente und folgen Sie dabei den
Anweisungen auf der Packung. Abtropfen
lassen und beiseite stellen. Erhitzen Sie das
Olivenöl in einer großen Pfanne bei mittlerer
bis hoher Hitze. Fügen Sie den Knoblauch
hinzu und kochen Sie ihn etwa 1 bis 2
Minuten lang, bis er braun ist. Geben Sie die
Garnelen in die Pfanne und kochen Sie sie 2
bis 3 Minuten lang, bis sie rosa sind. Die
Garnelen aus der Pfanne nehmen und beiseite
stellen. Geben Sie den Weißwein in die Pfanne
und kochen Sie ihn etwa 2 bis 3 Minuten lang,
bis er auf die Hälfte reduziert ist.

Die Kirschtomaten dazugeben und 2/3
Minuten kochen, bis sie weich sind. Den
Spinat in die Pfanne geben und 1/2 Minute
kochen, bis er zusammenfällt. Geben Sie die
Garnelen in die Pfanne und rühren Sie sie gut
um, damit sie erhitzen. Die Linguine in die
Pfanne geben und gut vermischen, sodass die
gesamte Pasta mit der Garnelen-Gemüse-
Sauce bedeckt ist. Mit Salz und Pfeffer
abschmecken. Servieren Sie die Linguine heiß
mit Garnelen, Spinat und Kirschtomaten.
Guten Appetit!

TOMATENSUPPE -GEMÜSE SUPPE MIT QUINOA

Vorbereitungszeit:

etwa 45/50 Minuten.

für 4 Personen

Zutaten

2 Esslöffel Olivenöl

1 Zwiebel, gehackt

2 Knoblauchzehen, gehackt

2 Karotten, gewürfelt

2 Stangen Sellerie, gewürfelt

1 rote Paprika, gewürfelt

1 Dose ganze Tomaten

1 Liter Gemüsebrühe

1/2 Tasse Quinoa

1 Teelöffel getrockneter Oregano

Salz und Pfeffer nach Geschmack

Gehackte frische Petersilie (zum Garnieren)

Vorbereitung

In einem großen Topf das Olivenöl bei mittlerer Hitze erhitzen. Zwiebel und Knoblauch dazugeben und etwa 2 bis 3 Minuten goldbraun braten. Karotten, Sellerie und Paprika in den Topf geben und 5–7 Minuten kochen, bis das Gemüse weich ist. Die Dose Tomaten und die Gemüsebrühe in den Topf geben und zum Kochen bringen. Hitze reduzieren und 15/20 Minuten köcheln lassen. Quinoa und Oregano in den Topf geben und weitere 15 bis 20 Minuten kochen lassen, oder bis das Quinoa gar ist. Mit Salz und Pfeffer abschmecken. Servieren Sie die Tomaten-Gemüse-Suppe mit dem Quinoa heiß und garniert mit gehackter frischer Petersilie.

LANGSAM GEKOCHTE GEMÜSESUPPE MIT GERSTE

Vorbereitungszeit:

ca. 10/15 Minuten für die Zubereitung ,

6/8 Stunden für den Slow Cooker.

(für 4/6 Personen):

Zutaten

2 Esslöffel Olivenöl

1 Zwiebel, gehackt

2 Knoblauchzehen, gehackt

2 Karotten, gewürfelt

2 Stangen Sellerie, gewürfelt

2 Kartoffeln, gewürfelt

1 Tasse Graupen

1 Dose Cannellini-Bohnen ,
abgespült und abgetropft

1 Liter Gemüsebrühe

1 Tasse gewürfelte Tomaten

1 Teelöffel getrockneter Thymian

Salz und Pfeffer nach Geschmack

Gehackte frische Petersilie (zum Garnieren)

Vorbereitung:

In einer großen Pfanne das Olivenöl bei
mittlerer Hitze erhitzen. Zwiebel und
Knoblauch dazugeben und etwa 2 bis 3
Minuten goldbraun braten. Übertragen Sie
die Zwiebel und den Knoblauch in den Slow
Cooker. Karotten, Sellerie und Kartoffeln
dazugeben und gut vermischen.

Graupen, Cannellini-Bohnen, Gemüsebrühe, Tomatenwürfel und getrockneten Thymian in den Slow Cooker geben. Gut mischen. Decken Sie den Topf ab und lassen Sie ihn 6 bis 8 Stunden lang köcheln, bis das Gemüse und die Gerste weich und gar sind. Mit Salz und Pfeffer abschmecken. Servieren Sie die langsam gegarte Gemüsesuppe mit scharfem Orzo, garniert mit gehackter frischer Petersilie.

KÜRBISSUPPE MIT HONIG UND INGWER

Zubereitungszeit: ca. 20 Minuten.

(für 4/6 Personen):

Zutaten

1 kg Kürbis, geschält und in Würfel geschnitten

2 Äpfel, geschält und in Würfel geschnitten

1 Zwiebel, gehackt

2 Knoblauchzehen, gehackt

1 Stück frischer Ingwer, geschält und gerieben

1 Liter Gemüsebrühe

1/2 Tasse frische Sahne

2 Esslöffel Butter

1 Teelöffel gemahlener Zimt

Salz und Pfeffer nach Geschmack

geröstete Kürbiskerne (zum Garnieren)

Vorbereitung

In einem großen Topf die Butter bei mittlerer Hitze schmelzen. Zwiebel und Knoblauch dazugeben und etwa 2 bis 3 Minuten goldbraun braten. Den Kürbis, die Äpfel und den geriebenen Ingwer in den Topf geben und gut vermischen. Gemüsebrühe, gemahlenen Zimt, Salz und Pfeffer in den Topf geben und gut vermischen. Alles zum Kochen bringen und dann die Hitze reduzieren. Den Topf abdecken und 25 bis 30 Minuten köcheln lassen, bis der Kürbis und die Äpfel weich sind. Die Suppe mit einem Stabmixer pürieren, bis eine glatte und homogene Creme entsteht. Frische Sahne in die Suppe geben und gut verrühren. Servieren Sie die Kürbissuppe mit Äpfeln und scharfem Ingwer, garniert mit gerösteten Kürbiskernen.

KICHERERBSEN- UND GEMÜSESUPPE

Vorbereitungszeit:

ca. 1 Stunde und 30 Minuten.

(für 4 Personen):

Zutaten

1 Tasse getrocknete Kichererbsen

2 Karotten, geschält und gewürfelt

2 Stangen Sellerie, gewürfelt

1 Zwiebel, gehackt

2 Knoblauchzehen, gehackt

1 Liter Gemüsebrühe

1 Dose geschälte Tomaten

1 Teelöffel Kreuzkümmelpulver

1 Teelöffel Korianderpulver

1/2 Teelöffel Chilipulver

Salz und Pfeffer nach Geschmack

Gehackte frische Petersilie (zum Garnieren)

Vorbereitung

Am Vorabend die getrockneten Kichererbsen in einer mit Wasser bedeckten Schüssel einweichen . Lassen Sie sie über Nacht einweichen. Am nächsten Tag die Kichererbsen abtropfen lassen und unter fließendem Wasser gut abspülen. In einem großen Topf die Zwiebel und den Knoblauch bei mittlerer Hitze anbraten. Karotten und Sellerie hinzufügen und weitere 5 Minuten kochen lassen. Die getrockneten Kichererbsen in den Topf geben und mit der Gemüsebrühe bedecken. Fügen Sie die geschälten Tomaten, Kreuzkümmel, Koriander und Chilipulver hinzu .

Salz und Pfeffer in die Pfanne geben und gut vermischen. Alles zum Kochen bringen und dann die Hitze reduzieren. Decken Sie den Topf ab und lassen Sie ihn etwa eine Stunde lang köcheln, bis die Kichererbsen weich sind. Einen Teil der Suppe mit einem Stabmixer glatt und cremig mixen. Frisches Gemüse in die Suppe geben und weitere 10 Minuten kochen lassen. Die Kichererbsen-Gemüse-Suppe heiß servieren , garniert mit gehackter frischer Petersilie.

BROKKOLI-KÄSE-SUPPE

Vorbereitungszeit:

etwa 30/40 Minuten.

(für 4 Personen):

Zutaten

2 Brokkoli, gehackt

1 Zwiebel, gehackt

2 Knoblauchzehen, gehackt

1 Liter Gemüsebrühe

1 Tasse Milch

1/2 Tasse Cheddar-Käse, gerieben

1/4 geriebener Parmesan

2 Esslöffel Butter

Salz und Pfeffer nach Geschmack.

Vorbereitung

In einem großen Topf die Zwiebel und den Knoblauch in der Butter bei mittlerer Hitze anbraten. Den Brokkoli in den Topf geben und 5 Minuten kochen lassen, dabei gelegentlich umrühren. Die Gemüsebrühe in die Pfanne geben und zum Kochen bringen. Reduzieren Sie die Hitze und decken Sie die Pfanne ab. 15 bis 20 Minuten köcheln lassen oder bis der Brokkoli weich ist. Die Suppe mit einem Stabmixer pürieren, bis eine glatte und homogene Creme entsteht. Milch und Käse in den Topf geben und gut vermischen. Kochen Sie die Suppe bei mittlerer/niedriger Hitze unter häufigem Rühren weiter, bis der Käse vollständig geschmolzen ist. Mit Salz und Pfeffer abschmecken. Die Brokkoli-Käse-Suppe heiß servieren und mit einer Prise geriebenem Parmesan garnieren.

QUINOA-SALAT MIT SCHWARZE BOHNEN

Zubereitungszeit: ca. 30 Minuten

(für 4 Personen):

Zutaten

1 Tasse Quinoa, abgespült und abgetropft

2 Tassen Wasser

1 Dose schwarze Bohnen, abgespült und abgetropft

1 rote Paprika, gewürfelt

1/2 rote Zwiebel, gewürfelt

1/2 Tasse Zuckermais

1 reife Avocado, gewürfelt

1/4 Tasse frischer Koriander, gehackt

2 Esslöffel Olivenöl

2 Esslöffel Limettensaft

Salz und Pfeffer nach Geschmack.

Vorbereitung

In einem mittelgroßen Topf Wasser und Quinoa zum Kochen bringen. Reduzieren Sie die Hitze, decken Sie den Topf ab und lassen Sie das Ganze etwa 15 Minuten kochen, bis die Quinoa weich ist und das Wasser aufgesogen ist. Die Pfanne vom Herd nehmen und einige Minuten abkühlen lassen. In einer großen Schüssel schwarze Bohnen, Paprika, Zwiebeln, Mais, Avocado und Koriander vermischen. Gut mischen. Den abgekühlten Quinoa mit den anderen Zutaten in die Schüssel geben und gut vermischen. Olivenöl und Limettensaft in die Schüssel geben und gut vermischen, um den Salat anzurichten. Mit Salz und Pfeffer abschmecken. Lassen Sie den Quinoa- und schwarzen Bohnensalat vor dem Servieren mindestens 30 Minuten im Kühlschrank ruhen.

BRAUNER REIS UND GEBRATENES GEMÜSE

Zubereitungszeit 10 Minuten

Kochzeit 20/25 Minuten

(für 4 Personen)

Zutaten

2 Tassen brauner Reis

4 Tassen Wasser

1 Esslöffel Olivenöl

1 Zwiebel, gewürfelt

2 Karotten, gewürfelt

2 Zucchini, gewürfelt

1 rote Paprika, gewürfelt

1 Knoblauchzehe, gehackt

Salz und Pfeffer nach Geschmack.

Vorbereitung

In einem mittelgroßen Topf das Wasser und den braunen Reis zum Kochen bringen. Reduzieren Sie die Hitze, decken Sie den Topf ab und kochen Sie ihn etwa 20 bis 25 Minuten lang oder bis der Reis gar ist und das Wasser aufgesogen ist. Nehmen Sie die Pfanne vom Herd und lassen Sie den Reis einige Minuten ruhen. Erhitzen Sie das Olivenöl in einer großen Pfanne bei mittlerer bis hoher Hitze. Fügen Sie die Zwiebel hinzu und kochen Sie sie etwa 2/3 Minuten lang oder bis sie weich und durchscheinend ist. Die Karotten hinzufügen und weitere 2/3 Minuten kochen, bis die Karotten weich sind. Zucchini, Paprika und Knoblauch in die Pfanne geben und etwa 5 bis 7 Minuten kochen, bis das Gemüse weich ist. Den braunen Reis mit dem Gemüse in die Pfanne geben und gut umrühren, um die Zutaten zu vermischen. Mit Salz und Pfeffer abschmecken. Heiß als Beilage oder Hauptgericht servieren.

WILDREIS PILZPILAW

Vorbereitungszeit:

ca. 1 Stunde und 15 Minuten.

(für 4 Personen):

Zutaten

1 Tasse Wildreis

2 Tassen Gemüsebrühe

1 Esslöffel Olivenöl

1 Zwiebel, gewürfelt

2 Knoblauchzehen, gehackt

8 Unzen gemischte Pilze

(Champignons, Shiitake),

in dünne Scheiben geschnitten

Salz und Pfeffer nach Geschmack

Vorbereitung

In einem mittelgroßen Topf die Gemüsebrühe zum Kochen bringen. Den Wildreis hinzufügen, den Topf abdecken und die Hitze reduzieren. Etwa 4550 Minuten kochen lassen oder bis der Reis gar ist und das Wasser aufgesogen ist. Nehmen Sie die Pfanne vom Herd und lassen Sie den Reis einige Minuten ruhen. Erhitzen Sie das Olivenöl in einer Pfanne bei mittlerer bis hoher Hitze. Fügen Sie die Zwiebel hinzu und kochen Sie sie etwa 23 Minuten lang oder bis sie weich und durchscheinend ist. Den Knoblauch und die Pilze in die Pfanne geben und etwa 57 Minuten kochen lassen, bis die Pilze weich und goldbraun sind. Den Wildreis mit den Pilzen in die Pfanne geben und gut umrühren, um die Zutaten zu vermischen. Mit Salz und Pfeffer abschmecken. Heiß als Beilage oder Hauptgericht servieren. Nach Belieben mit gehackter frischer Petersilie garnieren.

HÜHNCHEN- UND GEMÜSE-JAMBALAYA

Zubereitungszeit ca. 45/60 Minuten.

Für 4 Personen

Zutaten:

500 g gewürfelte Hähnchenbrust

1 Zwiebel gehackt

2 Knoblauchzehen, gehackt

1 gewürfelte grüne Paprika

1 gewürfelte rote Paprika

1 Stange Sellerie gehackt

2 Tassen Reis

4 Tassen Hühnerbrühe

2 Teelöffel Paprika

1 Teelöffel Kreuzkümmel

1 Teelöffel Oregano

1 Teelöffel Thymian

1 Teelöffel Salz

1/2 Teelöffel schwarzer Pfeffer

2 Esslöffel Pflanzenöl

1 Tasse geschälte Tomaten

Vorbereitung

In einer großen Pfanne das Öl erhitzen und die Zwiebel und den Knoblauch dazugeben und glasig braten. Fügen Sie das Huhn hinzu und kochen Sie es, bis es braun ist.

Paprika und Sellerie hinzufügen und 5–7 Minuten kochen lassen, bis sie weich sind. Reis und Gewürze (Paprika, Kreuzkümmel, Oregano, Thymian, Salz und schwarzer Pfeffer) hinzufügen und gut vermischen. Hühnerbrühe und geschälte Tomaten dazugeben, umrühren und aufkochen. Reduzieren Sie die Hitze, decken Sie den Reis ab und kochen Sie ihn 20–25 Minuten lang, bis der Reis gar ist und die Flüssigkeit aufgesogen ist. Vom Herd nehmen und vor dem Servieren 5/10 Minuten ruhen lassen. Guten Appetit!

GEBRATENER REIS MIT GARNELEN UND GEMÜSE

Zubereitungszeit: 40 Minuten

Für: 4 Personen

Zutaten

2 Tassen gekochter weißer Reis

1 Pfund Garnelen, geschält und entdarmt

1 Tasse gemischtes Grün

(Erbsen, Karotten, Mais, grüne Bohnen)

1/2 Zwiebel, gehackt

2 Knoblauchzehen, gehackt

2 Esslöffel Pflanzenöl

2 Esslöffel Sojasauce

1 Esslöffel Austernsauce

Salz und Pfeffer nach Geschmack

Frühlingszwiebeln zum Garnieren

Vorbereitung

Pflanzenöl in einer großen Pfanne bei mittlerer bis hoher Hitze erhitzen. Gehackte Zwiebeln und gehackten Knoblauch hinzufügen und kochen, bis es duftet. Fügen Sie die Garnelen hinzu und kochen Sie sie etwa 23 Minuten lang, bis sie rosa sind. Das gemischte Gemüse dazugeben und weitere 23 Minuten braten. Geben Sie den gekochten weißen Reis in die Pfanne und verrühren Sie ihn mit den Garnelen und dem Gemüse. Fügen Sie die Sojasauce und die Austernsauce hinzu und rühren Sie um, um den Reis und das Gemüse gleichmäßig zu bedecken. Mit Salz und Pfeffer abschmecken. Heiß servieren, garniert mit gehackten Frühlingszwiebeln.

LINSEN- UND GEMÜSEEINTOPF

Zubereitungszeit: 45 Minuten

Für: 4 Personen

Zutaten

1 Tasse getrocknete Linsen, abgespült und abgetropft

2 Tassen Gemüsebrühe

2 Tassen gemischtes Grün

(Karotten, Sellerie, Zwiebeln, Kartoffeln)

2 Knoblauchzehen, gehackt

2 Esslöffel Olivenöl

1 Esslöffel Tomatenmark

1 Teelöffel getrockneter Thymian

1 Lorbeerblatt

Salz und Pfeffer nach Geschmack

Frische Petersilie zum Garnieren

Vorbereitung

Das Olivenöl in einem großen Topf bei mittlerer bis hoher Hitze erhitzen. Den gehackten Knoblauch hinzufügen und kochen, bis er duftet. Fügen Sie das gemischte Gemüse hinzu und kochen Sie es etwa 5 bis 7 Minuten lang, bis es weich wird. Die abgespülten und abgetropften Linsen, Gemüsebrühe, Tomatenmark, Thymian und Lorbeerblatt in die Pfanne geben. Die Mischung zum Kochen bringen, dann die Hitze reduzieren und etwa 30–40 Minuten köcheln lassen, bis die Linsen weich sind. Mit Salz und Pfeffer abschmecken. Heiß servieren, garniert mit frischer Petersilie.

SÜBKARTOFFEL-CHILI UND SCHWARZE BOHNEN

Zubereitungszeit: 45 Minuten

Für: 4 Personen

Zutaten:

2 mittelgroße Süßkartoffeln, geschält und in Würfel geschnitten

1 (15 Unzen) Dose schwarze Bohnen, abgespült und abgetropft

1 Dose (14,5 Unzen) gewürfelte Tomaten

1 Zwiebel, gehackt

3 Knoblauchzehen, gehackt

2 Esslöffel Olivenöl

2 Esslöffel Chilipulver

1 Teelöffel gemahlener Kreuzkümmel

1 Teelöffel getrockneter Oregano

Salz und Pfeffer nach Geschmack

Frischer Koriander zum Garnieren

Vorbereitung

Das Olivenöl in einem großen Topf bei mittlerer bis hoher Hitze erhitzen. Die gehackte Zwiebel und den gehackten Knoblauch hinzufügen und ca. 5 Minuten kochen, bis die Zwiebel glasig ist. Die gewürfelten Süßkartoffeln, Chilipulver, Kreuzkümmel und Oregano in den Topf geben und verrühren. Geben Sie so viel Wasser in den Topf, dass die Süßkartoffeln bedeckt sind, und bringen Sie es zum Kochen. Reduzieren Sie die Hitze und lassen Sie die Süßkartoffeln etwa 15 bis 20 Minuten köcheln, bis sie weich sind. Die abgespülten und abgetropften schwarzen Bohnen und gewürfelten Tomaten in den Topf geben und verrühren. Lassen Sie das Chili weitere 10 bis 15 Minuten köcheln, damit sich die Aromen vermischen. Mit Salz und Pfeffer abschmecken. Heiß servieren, garniert mit frischem Koriander.

**TRUTHAHN CHILI
UND GEMÜSE**

Vorbereitungszeit:

etwa 30/40 Minuten

Für 4 Personen:

Zutaten

400 g Putenbrust

1 scharfe Paprika

2 Zucchini

1 Zwiebel

2 reife Tomaten

Salz nach Geschmack

Extra natives Olivenöl

nach Geschmack

Vorbereitung

Die Putenbrust würfeln und beiseite stellen.
Die Zwiebel in Scheiben schneiden und in
einer Pfanne mit Öl anbraten. Die Zucchini in
Würfel schneiden und mit der Zwiebel in die
Pfanne geben. Die Tomaten waschen, würfeln
und in die Pfanne geben. Die Chili fein hacken
und in die Pfanne geben. Mit Salz würzen und
etwa 10 Minuten kochen lassen. In einer
separaten Pfanne die Putenwürfel mit etwas
Öl goldbraun anbraten. Den Truthahn mit
dem Gemüse in die Pfanne geben und weitere
5 Minuten kochen lassen. Heiß servieren.

BOHNEN- UND GEMÜSEEINTOPF

Zubereitungszeit: ca. 1

eine Stunde und 30 Minuten

Für 4 Personen:

Zutaten:

400 g Cannellini-Bohnen

(oder Borlottibohnen)

2 Karotten, 2 Sellerie

1 Zwiebel, 2 Kartoffeln

2 reife Tomaten

Gemüsebrühe nach Geschmack

Salz nach Geschmack

Extra natives Olivenöl nach Geschmack

Vorbereitung

Die Bohnen über Nacht in kaltem Wasser einweichen. Die Zwiebel fein hacken und in einer Pfanne mit Öl anbraten. Karotten, Sellerie und Kartoffeln würfeln und mit der Zwiebel in den Topf geben. Die Tomaten in Würfel schneiden und in den Topf geben. Mit Salz würzen und etwa 10 Minuten kochen lassen. Die abgetropften Bohnen und die Gemüsebrühe dazugeben, bis alle Zutaten bedeckt sind. Bei mittlerer bis niedriger Hitze unter gelegentlichem Rühren etwa 1 Stunde kochen, bis das Gemüse und die Bohnen weich sind und die Brühe reduziert ist. Heiß servieren.

MINESTRONE MIT GERSTE UND BOHNEN

Zubereitungszeit: ca. 1 Stunde

Portionen: 4

Zutaten:

1 Zwiebel, gewürfelt

2 Karotten, gewürfelt

2 Stangen Sellerie, gewürfelt

2 Knoblauchzehen, gehackt

1 Dose gewürfelte Tomaten

1 Dose rote Kidneybohnen, abgetropft und abgespült

1 Tasse Graupen

6 Tassen Gemüsebrühe

1 Teelöffel getrockneter Thymian

1 Teelöffel getrocknetes Basilikum

1 Teelöffel getrockneter Oregano

Salz und Pfeffer nach Geschmack

2 Tassen geriebener Kohl

Vorbereitung

In einem großen Topf oder Schmortopf einen Schuss Öl bei mittlerer Hitze erhitzen. Zwiebeln, Karotten und Sellerie dazugeben und ca. 5 Minuten anbraten, bis das Gemüse weich wird. Den Knoblauch hinzufügen und eine weitere Minute kochen lassen. Tomatenwürfel, Bohnen, Gerste , Gemüsebrühe, Thymian, Basilikum, Oregano, Salz und Pfeffer hinzufügen. Aufkochen. Reduzieren Sie die Hitze auf eine niedrige Stufe und köcheln Sie 45 Minuten bis 1 Stunde lang oder bis die Gerste weich ist. Geben Sie den zerkleinerten Kohl in den Topf und rühren Sie ihn etwa 23 Minuten lang, bis er zusammengefallen ist. Heiß servieren, nach Belieben mit weiteren Kräutern garniert.

LINSENSUPPE MIT KOHL UND TOMATEN

Zubereitungszeit: ca. 45 Minuten

Für 4 Personen

Zutaten

1 Zwiebel, gehackt

2 Karotten, gewürfelt

2 Stangen Sellerie, gewürfelt

2 Knoblauchzehen, gehackt

1 Tasse getrocknete Linsen

4 Tassen Gemüsebrühe

1 Tasse Kirschtomaten, halbiert

2 Tassen Kohl, gehackt

1 Teelöffel geräuchertes Paprikapulver

Salz und Pfeffer nach Geschmack

Natives Olivenöl extra

Vorbereitung

In einem großen Topf oder Schmortopf einen Schuss Öl bei mittlerer Hitze erhitzen. Zwiebeln, Karotten und Sellerie dazugeben und ca. 5 Minuten kochen, bis das Gemüse weich wird. Knoblauch und Paprika hinzufügen und weitere 2 Minuten kochen lassen. Linsen und Gemüsebrühe in den Topf geben. Aufkochen. Die Hitze reduzieren und etwa 25 bis 30 Minuten köcheln lassen, bis die Linsen weich sind. Die Kirschtomaten und den geriebenen Kohl in den Topf geben. Weitere 5 Minuten kochen lassen oder bis der Kohl zusammengefallen ist. Mit Salz und Pfeffer abschmecken. Heiß servieren, garniert mit einem Schuss nativem Olivenöl extra.

WÜRZIGE SCHWARZE BOHNENSUPPE MIT MAIS UND TOMATEN

Zubereitungszeit: ca. 45 Minuten

Für 4 Personen

Zutaten

2 Esslöffel natives Olivenöl extra

1 Zwiebel, gehackt

2 Knoblauchzehen, gehackt

1 rote Chilischote, gehackt

2 Tassen schwarze Bohnen aus der Dose, abgespült und abgetropft

1 Tasse Zuckermais aus der Dose, abgespült und abgetropft

2 Tassen geschälte Tomaten, in Stücke geschnitten

4 Tassen Gemüsebrühe

1 Teelöffel gemahlener Kreuzkümmel

1 Teelöffel geräuchertes Paprikapulver

Salz und Pfeffer nach Geschmack

gehackter frischer Koriander (optional)

Vorbereitung

Erhitzen Sie das Öl in einem großen Topf oder Schmortopf bei mittlerer Hitze. Zwiebel, Knoblauch und Chili dazugeben und ca. 5 Minuten kochen, bis das Gemüse weich wird. Schwarze Bohnen, Mais, geschälte Tomaten, Gemüsebrühe, Kreuzkümmel, Paprika sowie etwas Salz und Pfeffer hinzufügen. Gut vermischen und zum Kochen bringen. Reduzieren Sie die Hitze und lassen Sie die Suppe etwa 20–25 Minuten köcheln, bis sie ziemlich dick und cremig ist. Abschmecken und mit Salz und Pfeffer abschmecken. Wenn Sie möchten, können Sie gehackten frischen Koriander als Garnitur hinzufügen. Die würzige schwarze Bohnensuppe mit Mais und Tomaten ist bereit zum Genießen! Heiß servieren mit frischem Brot oder Tortillas für eine komplette und leckere Mahlzeit.

QUINOA- UND GEMÜSESUPPE

Zubereitungszeit: ca. 45 Minuten

Für 4 Personen

Zutaten:

1 Esslöffel natives Olivenöl extra

1 Zwiebel, gehackt

2 Karotten, gewürfelt

2 Stangen Sellerie, gewürfelt

3 Knoblauchzehen, gehackt

1 Teelöffel Kurkumapulver

1 Teelöffel Kreuzkümmelpulver

1 Tasse Quinoa, abgespült und abgetropft

4 Tassen Gemüsebrühe

2 Tassen frischer Spinat, gehackt

Salz und Pfeffer nach Geschmack

Vorbereitung

Erhitzen Sie das Öl in einem großen Topf oder Schmortopf bei mittlerer Hitze. Zwiebeln, Karotten, Sellerie und Knoblauch hinzufügen und etwa 5 bis 7 Minuten kochen, bis das Gemüse weich wird. Kurkuma, Kreuzkümmel und Quinoa hinzufügen und gut vermischen, um die Gewürze zu verteilen, und das Quinoa leicht rösten. Die Gemüsebrühe dazugeben und aufkochen. Reduzieren Sie die Hitze und lassen Sie es etwa 20 bis 25 Minuten köcheln, bis die Quinoa gar ist und die Suppe ziemlich dick und cremig geworden ist. Den Spinat hinzufügen und rühren, bis er zusammengefallen ist. Abschmecken und mit Salz und Pfeffer abschmecken. Wenn Sie möchten, können Sie gehackten frischen Koriander als Garnitur hinzufügen. Fertig ist die Quinoa-Gemüse-Suppe zum Genießen! Heiß servieren mit frischem Brot oder Croutons für eine komplette und gesunde Mahlzeit.

HÜHNER- UND GEMÜSESUPPE MIT GERSTE

Zubereitungszeit: ca. 1 Stunde

Für 4 Personen

Zutaten:

1 Esslöffel natives Olivenöl extra

1 Zwiebel, gehackt

3 Karotten, gewürfelt

2 Stangen Sellerie, gewürfelt

2 Knoblauchzehen, gehackt

1 Teelöffel getrockneter Thymian

1 Teelöffel getrockneter Rosmarin

1 Tasse Graupen

4 Tassen Hühnerbrühe

2 Tassen Wasser

2 Tassen Hähnchenbrust, gewürfelt

2 Tassen frischer Spinat, gehackt

Salz und Pfeffer nach Geschmack

geriebener Parmesan (optional)

Vorbereitung

Erhitzen Sie das Öl in einem großen Topf oder Schmortopf bei mittlerer Hitze. Zwiebeln, Karotten, Sellerie und Knoblauch hinzufügen und etwa 5 bis 7 Minuten kochen, bis das Gemüse weich wird. Thymian, Rosmarin und Gerste hinzufügen und gut vermischen, um die Gewürze zu verteilen, und die Gerste leicht anrösten. Hühnerbrühe und Wasser hinzufügen und zum Kochen bringen.

Reduzieren Sie die Hitze und lassen Sie es etwa 20 bis 25 Minuten köcheln, bis der Orzo gar ist und die Suppe ziemlich dick und cremig geworden ist. Hähnchen und Spinat hinzufügen und umrühren, bis das Hähnchen gar ist und der Spinat zusammengefallen ist. Abschmecken und mit Salz und Pfeffer abschmecken. Wer mag, kann zum Garnieren noch etwas geriebenen Parmesan hinzufügen. Hühner-Gemüse-Suppe mit Gerste ist fertig zum Genießen! Heiß servieren mit frischem Brot oder Croutons für eine komplette und leckere Mahlzeit.

SPIEBE MIT GEGRILLTE GEMÜSE MIT ZITRONE UND KNOBLAUCH

Vorbereitungszeit:

etwa 30/40 Minuten

Für 4 Personen

Zutaten:

2 Zucchini, gewürfelt

2 Paprika, gewürfelt

1 rote Zwiebel, gewürfelt

1 Aubergine, gewürfelt

8 Kirschtomaten

1 Zitrone, Saft und abgeriebene Schale

2 Knoblauchzehen, gehackt

2 Esslöffel natives Olivenöl extra

Salz und Pfeffer nach Geschmack

8 Spieße

Vorbereitung

In einer großen Schüssel Zitronensaft, Zitronenschale, Knoblauch, Olivenöl, Salz und Pfeffer verrühren. Geben Sie das gewürfelte Gemüse in die Schüssel und vermischen Sie es gut, sodass es mit der Marinade bedeckt ist. Etwa 10/15 Minuten ruhen lassen. Die Zutaten abwechselnd auf Spieße stecken. Den Grill oder die beschichtete Pfanne bei mittlerer bis hoher Hitze erhitzen. Die Gemüsespieße von jeder Seite etwa 2 bis 3 Minuten grillen, bis das Gemüse leicht verkohlt und weich ist. Servieren Sie die gegrillten Gemüsespieße heiß und garnieren Sie sie mit ein paar Kirschtomaten und einem Schuss nativem Olivenöl extra.

GEBACKENE SÜBKARTOFFELN MIT ROSMARIN UND KNOBLAUCH

Zubereitungszeit: ca. 15 Minuten

Kochzeit: ca. 30/40 Minuten

Für 4 Personen

Zutaten:

4 mittelgroße Süßkartoffeln, geschält und geschnitten

in etwa 23 cm große Würfel schneiden

23 Zweige frischer Rosmarin, fein gehackt

34 Knoblauchzehen, fein gehackt

3 Esslöffel natives Olivenöl extra

Salz und Pfeffer nach Geschmack.

Vorbereitung

Den Backofen auf 200°C vorheizen. In einer großen Schüssel gewürfelte Süßkartoffeln, gehackten Rosmarin, gehackten Knoblauch, Olivenöl, Salz und Pfeffer vermischen. Gut umrühren, damit die Süßkartoffeln mit den Gewürzen und dem Öl bedeckt sind. Verteilen Sie die Süßkartoffeln auf einem Backblech und versuchen Sie, sie in einer einzigen Schicht anzuordnen. Kochen Sie die Süßkartoffeln und kochen Sie sie etwa 30–40 Minuten lang. Wenden Sie sie dabei alle 10–15 Minuten, um ein gleichmäßiges Garen zu gewährleisten, bis sie weich und leicht gebräunt sind. Servieren Sie die gebackenen Süßkartoffeln mit Rosmarin und Knoblauch heiß und garniert mit ein paar Zweigen frischem Rosmarin.

GEDÄMPFTER BROKKOLI MIT ZITRONE UND PARMESAN

Zubereitungszeit: ca. 10/15 Minuten

Kochzeit: ca. 57 Minuten

Für 4 Personen

Zutaten:

2 mittelgroße Brokkoli, in Röschen geteilt

2 Esslöffel ungesalzene Butter, Zimmertemperatur

1 Knoblauchzehe, fein gehackt

1 Zitrone, abgeriebene Schale und gepresster Saft

1/4 geriebener Parmesan

Salz und Pfeffer nach Geschmack.

Vorbereitung

Füllen Sie einen großen Topf mit 23 Zoll Wasser und bringen Sie es zum Kochen. Die Brokkoliröschen in den Topf geben und mit einem Deckel abdecken. Den Brokkoli etwa 57 Minuten lang dämpfen, bis er weich, aber noch knusprig ist . In der Zwischenzeit in einer kleinen Pfanne die Butter bei mittlerer Hitze schmelzen. Geben Sie den gehackten Knoblauch in die Pfanne und kochen Sie ihn 12 Minuten lang, bis er goldbraun ist und duftet. Die abgeriebene Zitronenschale und den Zitronensaft in die Pfanne geben und gut verrühren. Den gedünsteten Brokkoli abtropfen lassen und in eine große Schüssel geben. Gießen Sie die Zitronen-Knoblauch-Sauce über den Brokkoli und vermischen Sie ihn gut, sodass er mit der Sauce bedeckt ist. Den geriebenen Parmesan über den Brokkoli streuen und vorsichtig vermischen. Mit Salz und Pfeffer abschmecken und heiß servieren.

GEGRILLTE ZUCCHINI MIT BALSAMICO ESSIG-GLASUR

Zubereitungszeit: ca. 15 Minuten

Portionen: 4 Personen

Zutaten:

4 mittelgroße Zucchini

2 Esslöffel Olivenöl

Salz und frisch gemahlener schwarzer Pfeffer

2 Esslöffel Balsamico-Essig

1 Esslöffel Honig

Vorbereitung

Den Grill auf mittlere bis hohe Hitze vorheizen. Schneiden Sie die Enden der Zucchini ab und schneiden Sie sie dann schräg in etwa einen halben Zentimeter dicke Scheiben. In einer Schüssel Olivenöl, Salz und Pfeffer vermischen. Fügen Sie die Zucchinischeiben hinzu und vermengen Sie sie, bis sie gut mit dem Öl bedeckt sind. Legen Sie die Zucchini auf den Grill und kochen Sie sie 4–5 Minuten pro Seite, bis sie zart sind und vom Grill gut markiert sind. Während die Zucchini kochen, bereiten Sie die Glasur vor. In einem kleinen Topf Balsamico-Essig und Honig vermischen. Bei mittlerer Hitze zum Kochen bringen und 12 Minuten kochen lassen, bis die Glasur leicht eingedickt ist. Die Zucchini vom Grill nehmen und auf einen Servierteller legen. Über die Glasur gießen und warm oder bei Zimmertemperatur servieren.

SAUTEIERTER SPINAT MIT KNOBLAUCH UND ZITRONE

Zubereitungszeit: ca. 10 Minuten

Kochzeit 15 Minuten

Für 4 Personen

Zutaten:

450 g frischer Spinat

1 Esslöffel Olivenöl

2 Knoblauchzehen, fein gehackt

Saft von 1/2 Zitrone

Salz und frisch gemahlener

schwarzer Pfeffer

Vorbereitung

Spülen Sie den Spinat in kaltem Wasser ab und trocknen Sie ihn mit einem sauberen Tuch ab. Das Olivenöl in einer großen Pfanne bei mittlerer bis hoher Hitze erhitzen. Fügen Sie den Knoblauch hinzu und kochen Sie ihn etwa 1 Minute lang, bis er goldbraun ist und duftet. Geben Sie den Spinat nach und nach in die Pfanne und schwenken Sie ihn vorsichtig mit einem Spatel, damit er gleichmäßig aussieht. Kochen Sie den Spinat unter gelegentlichem Rühren etwa 5 bis 7 Minuten lang weiter, bis er vollständig zusammengefallen und weich ist. Den Saft einer halben Zitrone über den Spinat pressen und gut vermischen. Mit Salz und Pfeffer abschmecken. Vom Herd nehmen und den Spinat in eine Schüssel oder einen Servierteller geben. Heiß oder bei Zimmertemperatur servieren.

PUTENLASAGNE MIT MAGEREM RICOTTA

Zubereitungszeit 30 Minuten

Kochzeit 40/45 Minuten

Portionen: 4 Personen

Zutaten:

250 g trockene Lasagne

400 g gehacktes Putenfleisch

500 ml Tomatenpüree

1 Zwiebel gehackt

2 Knoblauchzehen, gehackt

2 Esslöffel Olivenöl, 1 Ei

250 g fettarmer Ricotta

100 g geriebener Parmesan

Salz und frisch gemahlener schwarzer Pfeffer

Vorbereitung

Bereiten Sie die Lasagneblätter gemäß den Anweisungen auf der Packung vor. Abtropfen lassen und beiseite stellen. In einer großen Pfanne das Olivenöl bei mittlerer Hitze erhitzen. Zwiebel und Knoblauch hinzufügen und kochen, bis sie weich und glasig sind. Geben Sie das Putenfleisch in die Pfanne und kochen Sie es, bis es gar und gebräunt ist. Tomatenpüree, Salz und Pfeffer in die Pfanne geben und gut vermischen. Lassen Sie es etwa 10/15 Minuten kochen. In einer separaten Schüssel das Ei verquirlen und mit Ricotta und geriebenem Parmesan vermischen. Mit Salz und Pfeffer abschmecken. In einer Auflaufform eine Schicht trockene Lasagne, dann eine Schicht Putenfleisch und schließlich eine Schicht Ricotta-Mischung verteilen. Wiederholen Sie den Vorgang, bis alle Zutaten aufgebraucht sind, und schließen Sie mit einer Schicht Ricotta-Mischung ab. Die Pfanne mit Alufolie abdecken und im vorgeheizten Backofen bei 180 °C etwa 30 Minuten garen.

GEMÜSELASAGNE MIT SPINAT, ZUCCHINE UND AUBERGINEN

Zubereitungszeit 30 Minuten

Kochzeit 40 Minuten

Portionsgröße: 4 Personen

Zutaten:

250 g trockene Lasagne

200 g frischer Spinat

2 mittelgroße Zucchini,

in Würfel geschnitten

1 Aubergine, gewürfelt

1 Zwiebel, gehackt

2 Knoblauchzehen, gehackt

500 ml Tomatensauce

250 g frischer Ricotta

100 g geriebener Parmesan

2 Esslöffel Olivenöl

Salz und frisch gemahlener schwarzer Pfeffer

Vorbereitung

Bereiten Sie die Lasagne gemäß den Anweisungen auf der Packung zu. Abtropfen lassen und beiseite stellen. In einer Pfanne das Olivenöl bei mittlerer Hitze erhitzen. Zwiebel und Knoblauch hinzufügen und kochen, bis sie weich und glasig sind. Die Auberginen und Zucchini in die Pfanne geben und kochen, bis sie weich und goldbraun sind. Den Spinat in die Pfanne geben und kochen, bis er zusammenfällt. Mit Salz und Pfeffer abschmecken.

In einer separaten Schüssel den Ricotta mit geriebenem Parmesan, Salz und Pfeffer vermischen. In einer Auflaufform eine Schicht trockene Lasagne, dann eine Schicht Gemüse und schließlich eine Schicht Ricotta-Mischung auslegen. Wiederholen Sie den Vorgang, bis alle Zutaten aufgebraucht sind, und schließen Sie mit einer Schicht Ricotta-Mischung ab. Die Pfanne mit Alufolie abdecken und im vorgeheizten Backofen bei 180 °C etwa 30 Minuten garen. Entfernen Sie die Folie und kochen Sie weitere 10/15 Minuten weiter, bis die Oberfläche goldbraun und knusprig ist.

KÜRBISLASAGNE MIT MAGERER MOZZARELLA

Zubereitungszeit: 30 Minuten

Kochzeit 35 Minuten

Portionsgröße: 4 Personen

Zutaten:

250 g trockene Lasagne

600 g Kürbis, geschält und in Würfel geschnitten

200 g magerer Mozzarella

Käse in Würfel schneiden

1 Zwiebel, gehackt

2 Knoblauchzehen, gehackt

500 ml Tomatensauce

250 g frischer Ricotta

100 g geriebener Parmesan

2 Esslöffel Olivenöl

Salz und frisch gemahlener schwarzer Pfeffer

Vorbereitung

Bereiten Sie die Lasagne gemäß den Anweisungen auf der Packung zu. Abtropfen lassen und beiseite stellen. In einer Pfanne das Olivenöl bei mittlerer Hitze erhitzen. Zwiebel und Knoblauch hinzufügen und kochen, bis sie weich und glasig sind. Den Kürbis in die Pfanne geben und kochen, bis er weich und goldbraun ist. In einer separaten Schüssel den Ricotta mit geriebenem Parmesan, Salz und Pfeffer vermischen.

In einer Auflaufform eine Schicht trockene Lasagne auslegen, dann eine Schicht Kürbis und Mozzarella und schließlich eine Schicht Ricotta-Mischung. Wiederholen Sie den Vorgang, bis alle Zutaten aufgebraucht sind, und schließen Sie mit einer Schicht Ricotta-Mischung ab. Die Pfanne mit Alufolie abdecken und im vorgeheizten Backofen bei 180 °C etwa 30 Minuten garen. Entfernen Sie die Folie und kochen Sie weitere 10/15 Minuten weiter, bis die Oberfläche goldbraun und knusprig ist.

GEGRILLTER LACHS MIT ZITRONE UND AROMATISCHE KRÄUTER

Zubereitungszeit: ca. 20 Minuten

Portionen: 4 Personen

Zutaten:

4 frische Lachsfilets

Saft von 1 Zitrone

2 Esslöffel Olivenöl

1 Knoblauchzehe, gehackt

1 Teelöffel getrockneter Thymian

1 Teelöffel getrockneter Rosmarin

Salz und frisch gemahlener schwarzer Pfeffer

Vorbereitung

Schalten Sie den Grill ein und lassen Sie ihn aufheizen. Zitronensaft, Olivenöl, gehackten Knoblauch, Thymian, Rosmarin, Salz und Pfeffer in einer Schüssel vermischen. Die Lachsfilets mit der Zitronen- und Kräutermischung bestreichen. Legen Sie die Lachsfilets auf den Grill und grillen Sie sie etwa 5–7 Minuten pro Seite, bis sie gar, aber innen noch saftig sind . Servieren Sie den Lachs heiß, begleitet von einer Zitronenscheibe und einigen frischen Kräutern.

GEBACKENER KABELJAU MIT TOMATEN OLIVEN SAUCE

Zubereitungszeit: 20 Minuten

Kochzeit 40 Minuten

Portionsgröße: 4 Personen

Zutaten:

4 Kabeljaufilets

500 g geschälte Tomaten

1 Zwiebel gehackt

2 Knoblauchzehen, gehackt

1 gehackte Chilischote

100 g entkernte schwarze Oliven

2 Esslöffel Olivenöl

1 Esslöffel Rotweinessig

Salz und frisch gemahlener schwarzer Pfeffer

Vorbereitung

Schalten Sie den Ofen ein und heizen Sie ihn auf 200 °C vor. In einer Pfanne das Olivenöl bei mittlerer Hitze erhitzen. Zwiebel, Knoblauch und Chili hinzufügen und kochen, bis sie weich und glasig sind. Die geschälten Tomaten in die Pfanne geben und weich kochen. Rotweinessig, schwarze Oliven, Salz und Pfeffer hinzufügen und gut vermischen. Die Kabeljaufilets in einer Auflaufform anrichten. Die Tomatensauce über den Kabeljau gießen. Decken Sie die Pfanne mit Aluminiumfolie ab und kochen Sie sie etwa 30 bis 40 Minuten lang, bis der Kabeljau gar ist und die Tomatensauce reduziert und dickflüssig ist.

VERPACKT TILAPIA MIT ZITRONE UND KAPERN

Zubereitungszeit: ca. 20 Minuten

Für: 4 Personen

Zutaten:

4 Tilapiafilets

1 Zitrone in dünne

Scheiben schneiden

2 Esslöffel Kapern

2 Esslöffel Olivenöl

Salz und frisch gemahlen

schwarzer Pfeffer

Vorbereitung

Schalten Sie den Grill ein und lassen Sie ihn aufheizen. Die Tilapiafilets mit Olivenöl bestreichen und mit Salz und Pfeffer bestreuen. Wickeln Sie jedes Tilapiafilet in eine Zitronenscheibe. Legen Sie die Tilapiafilets auf den Grill und grillen Sie sie etwa 4–5 Minuten pro Seite, bis sie gar und goldbraun sind. Den Tilapia heiß servieren, garniert mit Kapern und ein paar Zitronenscheiben.

THUNFISCHSALAT MIT GRIECHISCHEM JOGHURT UND AVOCADO

Zubereitungszeit: ca. 20 Minuten

Portionsgröße: 4 Personen

Zutaten:

2 Dosen Thunfisch aus der Dose

1 reife Avocado

1 rote Paprika in Würfel schneiden

1 rote Zwiebel in dünne Scheiben schneiden

1 Kopf Salat

4 Esslöffel griechischer Joghurt

der Saft einer halben Zitrone

2 Esslöffel Olivenöl

Salz und frisch gemahlener schwarzer Pfeffer

Vorbereitung

Die Avocado in Würfel schneiden und in eine Schüssel geben. Thunfisch, Paprika und Zwiebel hinzufügen. Den Salat in die Schüssel geben und vorsichtig vermischen. In einer anderen Schüssel griechischen Joghurt, Zitronensaft, Olivenöl, Salz und Pfeffer vermischen, um das Dressing herzustellen. Das Dressing über den Thunfischsalat gießen und gut vermischen. Den Salat kalt servieren.

PENNE MIT GERÖSTETEN TOMATEN KNOBLAUCH UND OLIVENÖL

Zubereitungszeit: ca. 30 Minuten

Für 4 Personen

Zutaten

500 g Penne

500 g Kirschtomaten

3 Knoblauchzehen, gehackt

4 Esslöffel Olivenöl

1 Bund frisches Basilikum

Salz und frisch gemahlener

schwarzer Pfeffer

Vorbereitung

Schalten Sie den Ofen ein und heizen Sie ihn auf 200 °C vor. Die Kirschtomaten halbieren und in eine Auflaufform legen. Knoblauch, Olivenöl, Salz und Pfeffer hinzufügen und gut vermischen. Die Kirschtomaten etwa 15–20 Minuten im Ofen garen, bis sie weich und leicht goldbraun sind. Die Penne in einem Topf mit Salzwasser al dente kochen. Lassen Sie sie abtropfen und geben Sie sie in eine Schüssel. Die gerösteten Kirschtomaten zur Penne geben und gut vermischen. Den gehackten frischen Basilikum hinzufügen und erneut vermischen. Die Penne heiß servieren.

PENNE MIT PESTO TOMATEN UND PARMESAN

Zubereitungszeit: ca. 20 Minuten

Portionsgröße: 4 Personen

Zutaten:

500 g Penne

1 Tasse frische Basilikumblätter

1 Knoblauchzehe

1/2 Tasse geriebener Parmesan

1/2 Tasse Pinienkerne

1/2 Tasse Olivenöl

1 Tasse Kirschtomaten halbieren

Salz und frisch gemahlener

schwarzer Pfeffer

Vorbereitung

Die Penne in einem Topf mit Salzwasser al dente kochen. Lassen Sie sie abtropfen und geben Sie sie in eine Schüssel. In einer Küchenmaschine Basilikum, Knoblauch, Parmesan und Pinienkerne zerkleinern. Nach und nach das Olivenöl hinzufügen und umrühren, bis ein glattes und cremiges Pesto entsteht. Das Pesto über die Penne gießen und gut vermischen. Die Kirschtomaten dazugeben und erneut verrühren. Mit Salz und Pfeffer würzen und die Penne heiß servieren.

PENNE MIT GEBRATENEM GEMÜSE UND DÜNNEM FETA-KÄSE

Zubereitungszeit: ca. 30 Minuten

Für 4 Personen

Zutaten:

500 g Penne

2 Zucchini in Würfel schneiden

2 rote Paprika in Würfel schneiden

1 rote Zwiebel, gewürfelt

2 Esslöffel Olivenöl

1 Tasse zerbröckelter

fettarmer Feta-Käse

Salz und schwarzer Pfeffer

Vorbereitung

Schalten Sie den Ofen ein und heizen Sie ihn auf 200 °C vor. Zucchini, Paprika und Zwiebeln in eine Auflaufform geben. Olivenöl, Salz und Pfeffer hinzufügen und gut vermischen. Das Gemüse etwa 20/25 Minuten im Ofen garen, bis es weich und leicht goldbraun ist. Die Penne in einem Topf mit Salzwasser al dente kochen. Lassen Sie sie abtropfen und geben Sie sie in eine Schüssel. Das geröstete Gemüse zur Penne geben und gut vermischen. Den zerbröckelten Feta hinzufügen und erneut vermischen. Die Penne heiß servieren.

SCHWARZER BOHNEN MAIS SALAT UND MIT LIMETTE-SAUCE

Zubereitungszeit: ca. 15 Minuten

Portionen: 4 Personen

Zutaten:

1 Dose schwarze Bohnen (ca. 400 g)

1 Dose Mais (ca. 400 g)

1 rote Paprika in Würfel schneiden

1 rote Zwiebel gewürfelt

1 reife Avocado in Würfel schneiden

1/4 Tasse gehackter frischer Koriander

2 Esslöffel Olivenöl

2 Esslöffel Limettensaft

1/2 Teelöffel gemahlener Kreuzkümmel

Salz und frisch gemahlener schwarzer Pfeffer

Vorbereitung

Die schwarzen Bohnen und den Mais abspülen, abtropfen lassen und zusammen mit Paprika, Zwiebeln, Avocado und Koriander in eine große Schüssel geben. In einer anderen Schüssel Olivenöl, Limettensaft und Kreuzkümmel verrühren. Mit Salz und Pfeffer abschmecken. Gießen Sie das Dressing in die Schüssel mit den schwarzen Bohnen und dem Mais und vermischen Sie es gut. Den Salat kalt servieren.

SOUTIE MIT LINSEN
UND GEMÜSE

Vorbereitungszeit:

etwa 45/50 Minuten

Für: 4 Personen

Zutaten:

1 Tasse getrocknete Linsen

2 Esslöffel Olivenöl

1 Zwiebel gewürfelt

2 Karotten in Würfel schneiden

2 Selleriestangen in Würfel schneiden

2 Knoblauchzehen, gehackt

1 Lorbeerblatt

4 Tassen Gemüsebrühe oder Wasser

Salz und frisch gemahlener schwarzer Pfeffer

Vorbereitung

Spülen Sie die Linsen ab und geben Sie sie in einen Topf mit so viel Wasser, dass sie bedeckt sind. Zum Kochen bringen und etwa 20 Minuten kochen lassen, bis sie zart, aber nicht zu weich sind. Lassen Sie sie abtropfen und legen Sie sie beiseite. In einem großen Topf das Olivenöl bei mittlerer bis hoher Hitze erhitzen. Zwiebel, Karotten, Sellerie und Knoblauch hinzufügen. Unter gelegentlichem Rühren etwa 10 Minuten kochen, bis das Gemüse weich ist. Lorbeerblatt und Gemüsebrühe oder Wasser hinzufügen und zum Kochen bringen. Die Hitze reduzieren und die Linsen hinzufügen. Etwa 15–20 Minuten kochen lassen, bis die Flüssigkeit reduziert ist und die Linsen weich und zart sind. Mit Salz und Pfeffer abschmecken. Die sautierten Linsen und das Gemüse heiß servieren.

KICHERERBSEN- UND GEMÜSECURRY

Zubereitungszeit: ca. 30 Minuten

Für 4 Personen

Zutaten:

1 Zwiebel

2 Knoblauchzehen

2 Karotten

2 Zucchini

1 rote Paprika

1 gelbe Paprika

400g Kichererbsen aus der Dose

400 ml Kokosmilch

2 Esslöffel Currypulver

2 Esslöffel Olivenöl

Salz und Pfeffer nach Geschmack.

Vorbereitung

Zwiebel, Knoblauch, Karotten, Zucchini und Paprika würfeln. In einer großen Pfanne die Zwiebel und den Knoblauch in Olivenöl einige Minuten anbraten. Karotten und Paprika dazugeben und 5/7 Minuten kochen lassen. Die abgetropften und abgespülten Zucchini und Kichererbsen dazugeben . Gut vermischen und weitere 5 Minuten kochen lassen. Curry, Salz und Pfeffer hinzufügen und dann die Kokosmilch hinzufügen. Gut vermischen und weitere 5/10 Minuten kochen lassen, bis die Sauce eingedickt ist. Servieren Sie das Curry heiß mit Basmatireis oder Naan-Brot.

DREI-BOHNEN-SALAT MIT VINAIGRETTE-DESSING

Zubereitungszeit: ca. 15 Minuten

Für 4 Personen

Zutaten:

400 g schwarze Bohnen aus der Dose

400 g Cannellini-Bohnen aus der Dose

400 g Borlottibohnen aus der Dose

150 g Zuckermais aus der Dose

1 rote Paprika

1 rote Zwiebel

2 Esslöffel gehackter frischer Koriander

2 Esslöffel Olivenöl

2 Esslöffel Rotweinessig

der Saft von 1 Limette

Salz und Pfeffer nach Geschmack.

Vorbereitung

Bohnen und Mais abgießen, abspülen und in eine große Schüssel geben. Paprika und Zwiebel würfeln und in die Schüssel geben. Bereiten Sie die Vinaigrette zu, indem Sie Olivenöl, Rotweinessig, Limettensaft, gehackten Koriander, Salz und Pfeffer vermischen. Die Vinaigrette in die Schüssel geben und gut vermischen. Lassen Sie den Salat vor dem Servieren mindestens 30 Minuten im Kühlschrank ruhen.

SPINAT-FETA-OMELETTE

Zubereitung 15 Minuten

Zutaten

für 2 Personen

4 Eier

100 g frischer Spinat

50 g Feta-Käse

1 Knoblauchzehe

Olivenöl

Salz und Pfeffer

Vorbereitung

Den Spinat putzen und in kleine Stücke schneiden. Den Feta hacken. In einer beschichteten Pfanne die Knoblauchzehe in etwas Olivenöl anbraten. Den Spinat dazugeben und 5–7 Minuten kochen, bis er zusammengefallen ist. In einer Schüssel die Eier mit einer Prise Salz und Pfeffer verquirlen. Den Feta mit dem Spinat in die Pfanne geben und gut vermischen. Gießen Sie die geschlagenen Eier in die Pfanne und kochen Sie sie bei mittlerer bis niedriger Hitze etwa 8/10 Minuten lang, bis das Omelett fest geworden ist. Drehen Sie das Omelett mit einem Deckel oder Teller um und kochen Sie es auf der anderen Seite weitere 5–6 Minuten. Heiß oder kalt servieren.

PILZ SCHWEIZER KÄSE OMELETTE

Zubereitung 16 Minuten

Zutaten

für 4 Personen:

8 Eier

300 g Champignons

100g Schweizer Käse

1 Knoblauchzehe

Olivenöl

Salz und Pfeffer

Vorbereitung

Die Pilze putzen und in dünne Scheiben schneiden. Reiben Sie den Schweizer Käse. In einer beschichteten Pfanne die Knoblauchzehe in etwas Olivenöl anbraten. Fügen Sie die Pilze hinzu und kochen Sie sie 8–10 Minuten lang, bis sie weich und goldbraun sind. In einer Schüssel die Eier mit einer Prise Salz und Pfeffer verquirlen. Den geriebenen Käse mit den Pilzen in die Pfanne geben und gut vermischen. Gießen Sie die geschlagenen Eier in die Pfanne und kochen Sie sie bei mittlerer bis niedriger Hitze etwa 8/10 Minuten lang, bis das Omelett fest geworden ist. Drehen Sie das Omelett mit einem Deckel oder Teller um und kochen Sie es auf der anderen Seite weitere 5–6 Minuten. Heiß oder kalt servieren.

**WEISSES WEISSES OMELETTE
MIT DÜNNER KÄSE
UND GEMÜSE**

Vorbereitungszeit:

etwa 20/25 Minuten

Portionen für 4

Zutaten:

16 Eiweiß

2 gewürfelte Zucchini

2 gewürfelte rote Paprika

2 Zwiebeln , gehackt

1 Knoblauchzehe, gehackt

100 g gewürfelter fettarmer Käse

1 Esslöffel Olivenöl

Salz und Pfeffer nach Geschmack.

Vorbereitung

Erhitzen Sie das Olivenöl in einer beschichteten Pfanne bei mittlerer Hitze. Zwiebel und Knoblauch dazugeben und anbraten, bis sie weich und glasig sind. Zucchini und Paprika dazugeben und etwa 5 Minuten kochen, bis sie weich sind. Eiweiß, fettarmen Käse, Salz und Pfeffer hinzufügen. Vorsichtig mischen. Das Omelett bei mittlerer/niedriger Hitze etwa 10 Minuten lang kochen, bis die Unterseite goldbraun ist. Drehen Sie das Omelett mit Hilfe eines Tellers oder Deckels um und kochen Sie es weitere 5/10 Minuten, bis es goldbraun und gar ist.

GRIECHISCHES OMELETTE MIT SPINAT TOMATEN-FETAKÄSE

Vorbereitungszeit

etwa 25/30 Minuten

Für 4 Personen

Zutaten

8 Eier

200 g frischer Spinat

2 gewürfelte Tomaten

100 g zerbröselter Feta

1 Zwiebel gehackt

1 Knoblauchzehe, gehackt

1 Esslöffel Olivenöl

Salz und Pfeffer nach Geschmack.

Vorbereitung

Erhitzen Sie das Olivenöl in einer beschichteten Pfanne bei mittlerer Hitze. Zwiebel und Knoblauch dazugeben und anbraten, bis sie weich und glasig sind. Den Spinat dazugeben und etwa 2/3 Minuten kochen lassen, bis er zusammengefallen ist. Tomate und Feta dazugeben und vorsichtig vermischen. In einer Schüssel die Eier mit Salz und Pfeffer verquirlen. Die Eier mit den anderen Zutaten in die Pfanne geben und gut vermischen. Das Omelett bei mittlerer bis niedriger Hitze etwa 10 Minuten lang kochen, bis die Unterseite goldbraun ist. Drehen Sie das Omelett mit Hilfe eines Tellers oder Deckels um und kochen Sie es weitere 5/10 Minuten, bis es goldbraun und gar ist. Guten Appetit!

GEBACKENER LACHS MIT GEMÜSE

Für 4 Personen

Vorbereitungszeit:

etwa 30/35 Minuten

Zutaten:

4 frische Lachsfilets

1 gewürfelte rote Paprika

1 gewürfelte gelbe Paprika

1 gewürfelte rote Zwiebel

2 gewürfelte Zucchini

2 Knoblauchzehen, gehackt

2 Esslöffel Olivenöl

Frischer Zitronensaft

Salz und Pfeffer nach Geschmack

Gehackte frische Petersilie zum Garnieren

Vorbereitung

Den Backofen auf 200°C vorheizen. In einer Schüssel Paprika, Zwiebeln, Zucchini, Knoblauch, Salz und Pfeffer vermischen. Das Gemüse in einer Auflaufform verteilen und die Lachsfilets darauf legen. Den Lachs mit Zitronensaft und Olivenöl würzen. Im vorgeheizten Ofen etwa 15–20 Minuten backen oder bis der Lachs gar und das Gemüse weich ist. Mit gehackter Petersilie garnieren und servieren.

THUNFISCH MIT GRÜNEN SOSSEN UND KICHERERBSEN PUR

Vorbereitungszeit:

etwa 20/25 Minuten.

Portionen für 4 Personen

Zutaten:

4 frische Thunfischfilets

400 g gekochte Kichererbsen

2 Knoblauchzehen, gehackt

2 Esslöffel Olivenöl

2 Esslöffel Wasser

1 Bund frische Petersilie

1 Bund frisches Basilikum

1 Esslöffel Kapern

2 Sardellenfilets

Salz und Pfeffer nach Geschmack.

Vorbereitung

In einem Mixer Kichererbsen, Knoblauch, Olivenöl, Wasser, Salz und Pfeffer glatt rühren. In einer anderen Schüssel Petersilie, Basilikum, Kapern, Sardellen, Salz und Pfeffer zu den grünen Soßen vermischen. Erhitzen Sie eine beschichtete Pfanne bei mittlerer bis hoher Hitze und braten Sie die Thunfischfilets 2–3 Minuten pro Seite oder bis sie außen goldbraun und innen rosa sind. Servieren Sie die Thunfischfilets mit Kichererbsenpüree und grünen Soßen.

REZEPTE
ZWEITEN GÄNGE

GEBRATENES HÄHNCHEN MIT KARTOFFELN UND ROSMARIN

Kochzeit: 35/40 Minuten

Für 4 Personen

Zutaten:

4 Hähnchenbrustfilets ohne Haut

4 mittelgroße Kartoffeln

1 Esslöffel Olivenöl

2 Knoblauchzehen, gehackt

1 Teelöffel gehackter Rosmarin

Salz und schwarzer

Pfeffer nach Geschmack

Vorbereitung

Den Backofen auf 200°C vorheizen. Die Kartoffeln in Würfel schneiden und zusammen mit dem Hähnchen in eine Auflaufform legen. In einer Schüssel Olivenöl, Knoblauch, Rosmarin, Salz und Pfeffer vermischen. Gießen Sie die Olivenölmischung über die Hähnchenstücke und Kartoffeln. Gut vermischen, um die Gewürze gleichmäßig zu verteilen. Etwa 35–40 Minuten kochen lassen oder bis das Hähnchen goldbraun und durchgegart ist. Heiß servieren.

HÜHNER UND KARTOFFEL-EINTOPF

Kochzeit: 20/25 Minuten

Für 4 Personen:

Zutaten:

500 g Hähnchenbrust in Würfel schneiden

4 mittelgroße Kartoffeln, in Würfel geschnitten

1 Zwiebel gehackt

2 gewürfelte Karotten

2 Tassen Hühnerbrühe

1 Esslöffel Olivenöl

2 Lorbeerblätter

Salz und schwarzer Pfeffer nach Geschmack.

Vorbereitung

**In einem Topf die Zwiebel in Olivenöl
anbraten. Das Hähnchen dazugeben und
goldbraun anbraten. Kartoffeln, Karotten,
Hühnerbrühe, Lorbeerblätter, Salz und
Pfeffer hinzufügen. Abdecken und zum
Kochen bringen. Reduzieren Sie die Hitze und
kochen Sie es etwa 20/25 Minuten lang oder
bis die Kartoffeln und Karotten weich sind.
Heiß servieren.**

HÄHNCHEN MIT MANDELN UND SPINAT

Kochzeit: 20/25 Minuten

Für 4 Personen:

4 Hähnchenbrustfilets ohne Haut

1/2 Tasse Mandelmehl

1/4 Tasse Mehl

1/2 Teelöffel Salz

1/4 Teelöffel schwarzer Pfeffer

1/4 Teelöffel Paprika

1/4 Teelöffel Knoblauchpulver

2 Esslöffel Olivenöl

2 Knoblauchzehen, gehackt

6 Tassen frischer Spinat

1/4 Tasse geschnittene Mandeln

Vorbereitung

In einer Schüssel Mandelmehl, Mehl, Salz, schwarzen Pfeffer, Paprika und Knoblauchpulver vermischen. Die Hähnchenbrüste in der Mandel-Mehl-Mischung eintauchen und das überschüssige Mehl abschütteln. In einer beschichteten Pfanne das Olivenöl und den Knoblauch bei mittlerer Hitze erhitzen. Fügen Sie die Hähnchenbrust hinzu und kochen Sie sie 6–7 Minuten pro Seite oder bis sie goldbraun und durchgegart sind. Das Hähnchen aus der Pfanne nehmen und auf einem mit Alufolie bedeckten Teller beiseite stellen. Geben Sie den Spinat in dieselbe Pfanne und kochen Sie ihn 2 bis 3 Minuten lang oder bis er zusammengefallen ist. Die gehobelten Mandeln dazugeben und weitere 2/3 Minuten braten, bis sie leicht goldbraun sind. Das Hähnchen mit Spinat und gehobelten Mandeln als Beilage servieren.

HÜHNERCURRY MIT GEMÜSE

Zubereitungszeit: ca. 30 Minuten

für 4 Personen

Zutaten:

500 g Hähnchenbrust in Würfel schneiden

1 gewürfelte rote Paprika

1 gewürfelte gelbe Paprika

1 Zwiebel gewürfelt

2 gewürfelte Karotten

1 Tasse frische oder gefrorene Erbsen

1 Dose gewürfelte Tomaten

1 Tasse Kokosmilch

2 Esslöffel Olivenöl

2 Esslöffel Currypulver

Salz und schwarzer Pfeffer nach Geschmack

Gehackter frischer Koriander zum Garnieren

Vorbereitung

In einer großen Pfanne das Olivenöl erhitzen und die Zwiebel darin glasig braten. Fügen Sie das Huhn hinzu und kochen Sie es, bis es braun ist. Paprika, Karotten, Erbsen und gewürfelte Tomaten dazugeben und gut vermischen. Das Currypulver dazugeben und gut vermischen, bis das Gemüse und das Hähnchen vollständig vom Curry bedeckt sind. Die Kokosmilch hinzufügen und zum Kochen bringen. Reduzieren Sie die Hitze und kochen Sie es etwa 15 bis 20 Minuten lang, bis das Gemüse gar ist. Mit Salz und schwarzem Pfeffer abschmecken. Heiß servieren, garniert mit gehacktem Koriander.

ZITRONENHÄHNCHEN MIT SPARGEL

Zubereitungszeit: 10 Minuten

Kochzeit: 20 Minuten

Portionen: 4 Personen

Zutaten:

4 Hähnchenbrüste

2 Esslöffel Olivenöl

1 Knoblauchzehe, gehackt

1 Zitrone, abgeriebene Schale und Saft

1/2 Tasse Hühnerbrühe

1 Bund Spargel, in kleine Stücke geschnitten

Salz und Pfeffer nach Geschmack.

Vorbereitung

Den Backofen auf 200°C vorheizen. In einer großen Pfanne das Olivenöl bei mittlerer Hitze erhitzen und den gehackten Knoblauch hinzufügen. Eine Minute kochen lassen. Die Hähnchenbrüste dazugeben und auf jeder Seite 5 Minuten goldbraun braten. Die abgeriebene Zitronenschale, den Zitronensaft und die Hühnerbrühe hinzufügen. Zum Kochen bringen, dann die Hitze reduzieren und 5 Minuten kochen lassen. Den Spargel hinzufügen und weitere 5 Minuten kochen, bis das Huhn und der Spargel gar sind. Heiß servieren.

GEGRILLTES HÄHNCHEN MIT ARTISCHOCKEN UND TOMATEN

Zubereitungszeit: 10 Minuten

Kochzeit: 20 Minuten

Portion: 4 Personen

Zutaten:

4 Hähnchenbrüste

1 Glas Artischockenherzen ,
abtropfen lassen und halbieren

1 Tasse Kirschtomaten

2 Esslöffel Olivenöl

Saft von 1/2 Zitrone

Salz und Pfeffer nach Geschmack.

Vorbereitung

Den Grill auf mittlere bis hohe Hitze
vorheizen. Hähnchenbrust mit Olivenöl
bestreichen und mit Salz und Pfeffer
bestreuen. Die Hähnchenbrüste auf jeder Seite
6 bis 7 Minuten grillen oder bis sie gar sind.
Artischockenherzen und gegrillte
Kirschtomaten dazugeben und weitere 5–7
Minuten grillen. Drücken Sie am Ende des
Garvorgangs den Saft einer halben Zitrone
auf die Hähnchenbrüste. Heiß servieren.

HÜHNER-CACCIATORA MIT KAROTTEN UND SELLERIE

Zubereitungszeit: ca. 20 Minuten

Kochzeit: ca. 45 Minuten

für 4 Personen:

Zutaten:

4 Hähnchenschenkel, 2 Karotten

2 Stangen Sellerie, 1 Zwiebel

2 Knoblauchzehen

2 Esslöffel Tomatenmark

1 Glas Rotwein

1 Tasse Hühnerbrühe

1 Zweig Rosmarin

Natives Olivenöl extra

Salz und Pfeffer

Vorbereitung

In einer großen Pfanne das native Olivenöl extra erhitzen. Die Hähnchenschenkel dazugeben und von beiden Seiten goldbraun braten. Die Hähnchenschenkel aus der Pfanne nehmen und beiseite stellen. In derselben Pfanne die gewürfelten Zwiebeln, Karotten und Sellerie hinzufügen und bei mittlerer Hitze 5 Minuten anbraten. Den gehackten Knoblauch hinzufügen und eine weitere Minute braten. Das Tomatenpüree dazugeben und gut vermischen. Den Rotwein in die Pfanne gießen und verdunsten lassen. Hühnerbrühe und Rosmarin hinzufügen und zum Kochen bringen. Die Hähnchenschenkel wieder in die Pfanne geben und mit dem Deckel abdecken. Bei mittlerer bis niedriger Hitze etwa 45 Minuten kochen lassen oder bis das Huhn gar ist. Heiß mit weißem Reis servieren.

HUHN MIT PAPRIKA
MIT ZUCCHINE

Zubereitungszeit: ca. 20 Minuten

Kochzeit: ca. 30 Minuten

Zutaten für 4 Personen:

Zutaten:

4 Hähnchenbrüste

2 Paprika (1 rote und 1 gelbe)

2 Zucchini

2 Knoblauchzehen

2 Esslöffel natives Olivenöl extra

1 Esslöffel getrockneter Oregano

Salz und Pfeffer

Vorbereitung

Den Backofen auf 200°C vorheizen. Die Paprika waschen und in Streifen und die Zucchini in Scheiben schneiden. Ordnen Sie das Gemüse in einer Auflaufform an und bestreuen Sie es mit nativem Olivenöl extra, Salz, Pfeffer und Oregano. Das Gemüse gut vermischen und 20 Minuten backen. In der Zwischenzeit in einer großen Pfanne einen Löffel natives Olivenöl extra erhitzen. Hähnchenbrust dazugeben und auf beiden Seiten anbraten, bis sie braun sind. Den gehackten Knoblauch in die Pfanne geben und eine Minute braten. Das Gemüse aus dem Ofen nehmen und mit dem Hähnchen in der Pfanne verteilen. Alles gut vermischen und weitere 5/10 Minuten kochen lassen. Heiß servieren.

PAPRIKA-HÄHNCHEN MIT ZWIEBELN UND PAPRIKA

Zubereitung: 15 Minuten

Kochzeit: 40 Minuten

Zutaten

für 4 Personen

4 Hähnchenbrüste

2 mittelgroße Zwiebeln

2 rote Paprika

2 Esslöffel Olivenöl

2 Esslöffel süßer Paprika

1/2 Teelöffel Salz

1/4 Teelöffel schwarzer Pfeffer

1 Tasse Hühnerbrühe

Vorbereitung

Die Zwiebeln in dünne Scheiben und die Paprika in Streifen schneiden. In einer großen Pfanne das Olivenöl bei mittlerer bis hoher Hitze erhitzen und die Hähnchenbrüste auf beiden Seiten etwa 5 bis 7 Minuten pro Seite goldbraun anbraten. Das Hähnchen aus der Pfanne nehmen und beiseite stellen. Zwiebeln und Paprika in die gleiche Pfanne geben und etwa 5 Minuten kochen, bis sie weich sind. Paprika, Salz und schwarzen Pfeffer hinzufügen und gut vermischen. Die Hühnerbrühe hinzufügen und 12 Minuten kochen lassen. Das Hähnchen in die Pfanne geben und mit der Soße bedecken. Reduzieren Sie die Hitze und kochen Sie es etwa 20 bis 25 Minuten lang oder bis das Huhn gar ist.

TRUTHAHN MIT GEGRILLTEN ZUCCHINI UND AUBERGINEN

Vorbereitungszeit:

etwa 30 Minuten.

Zutaten

Portionen für 4 Personen

4 Scheiben Putenbrust

2 mittelgroße Zucchini

1 große Aubergine

1 Knoblauchzehe

Natives Olivenöl extra

Salz und Pfeffer

Vorbereitung

Schneiden Sie die Zucchini und Auberginen in dünne Scheiben und grillen Sie sie auf einer heißen Grillplatte oder einem Grill, bis sie weich und leicht verkohlt sind. In einer beschichteten Pfanne die Knoblauchzehe mit etwas nativem Olivenöl extra anbraten. Fügen Sie die Putenbrustscheiben hinzu und kochen Sie sie, bis sie braun und durchgegart sind. Geben Sie die gegrillten Zucchini und Auberginen zusammen mit einem Schuss nativem Olivenöl extra und einer Prise Salz und Pfeffer in die Pfanne mit dem Truthahn. Alle Zutaten gut vermischen und 23 Minuten kochen lassen, damit sich die Aromen vermischen. Servieren Sie den Truthahn heiß mit gegrillten Zucchini und Auberginen, dazu eine Beilage aus saisonalem Gemüse oder einen gemischten Salat.

GEBACKENER TRUTHAHN MIT GEMÜSE

Vorbereitungszeit:

etwa 50 Minuten

Zutaten

für 4 Personen:

4 Putenbrüste

2 Zucchini

1 Aubergine

1 Pfeffer

1 Zwiebel

2 Knoblauchzehen

Olivenöl nach Geschmack

Salz und Pfeffer nach Geschmack

Vorbereitung

Nehmen Sie eine Auflaufform und legen Sie die Putenbrüste darauf. Zucchini, Auberginen und Paprika in Würfel schneiden und die Zwiebel in dünne Scheiben schneiden. Das Gemüse mit dem Truthahn in den Bräter geben. Die Knoblauchzehen hacken und über das Gemüse und den Truthahn streuen. Mit Salz, Pfeffer und Olivenöl würzen. Im Ofen bei 180 °C ca. 40/45 Minuten garen oder bis der Truthahn gar und das Gemüse weich ist. Heiß servieren.

GEBACKENER LACHS MIT SPARGEL

Zubereitungszeit: ca. 25 Minuten

Zutaten

für 4 Personen:

4 Lachsfilets à ca. 150 g

500 g frischer Spargel

2 Esslöffel Olivenöl

Salz und Pfeffer nach Geschmack

1 Zitrone

Vorbereitung

Den Backofen auf 200°C vorheizen. Den Spargel waschen und die harten Teile an der Basis abschneiden. Legen Sie sie in eine Auflaufform und würzen Sie sie mit einem Löffel nativem Olivenöl extra, Salz und Pfeffer. Gut vermischen, um die Gewürze zu verteilen. Den Spargel etwa 10 Minuten im Ofen garen, bis er weich ist. In der Zwischenzeit die Lachsfilets waschen, mit Küchenpapier trocknen und mit Salz, Pfeffer und dem Saft einer halben Zitrone würzen. Die Lachsfilets mit dem Spargel in die Pfanne geben und mit einem Löffel Olivenöl beträufeln. Etwa 12/15 Minuten kochen, bis der Lachs goldbraun und gar ist. Den Lachs mit Spargel servieren und mit Zitronenscheiben garnieren.

GEGRILLTER THUNFISCH MIT TOMATEN UND KAPERN

Zubereitungszeit 25 Minuten

Zutaten

für 4 Personen:

4 frische Thunfischfilets

2 Esslöffel Olivenöl

1 gehackte Knoblauchzehe

1 Zitrone (Saft und abgeriebene Schale)

1 Tasse Kirschtomaten halbieren

1 Esslöffel Kapern

Salz und Pfeffer nach Geschmack.

Vorbereitung

Den Grill einschalten und mit etwas Öl bestreichen. In einer Schüssel Olivenöl, gehackten Knoblauch, Zitronensaft und -schale vermischen. Die Thunfischfilets mit der Marinade bestreichen und mit Salz und Pfeffer abschmecken. Den Thunfisch auf den Grill legen und je nach Dicke des Filets 3/4 Minuten pro Seite garen. In der Zwischenzeit die Kirschtomaten in einer Pfanne bei mittlerer bis hoher Hitze 2/3 Minuten anbraten, die Kapern hinzufügen und weitere 2/3 Minuten kochen lassen. Als Beilage den Thunfisch mit Kirschtomaten und Kapern servieren.

WOLFSBARSCH IN PAPIER MIT ARTISCHOCKEN UND KARTOFFELN

Zubereitungszeit 50 Minuten

Zutaten

für 4 Personen

4 Wolfsbarschfilets

4 Artischocken

4 mittelgroße Kartoffeln

2 Knoblauchzehen gehackt

1 Zitrone

1/2 Glas Weißwein

Olivenöl nach Geschmack

Salz und Pfeffer nach Geschmack.

Lorbeerblätter nach Geschmack

Vorbereitung

Den Backofen auf 200°C vorheizen. Artischocken putzen und in dünne Scheiben schneiden. Die Kartoffeln schälen und in Würfel schneiden. In einer Schüssel Artischocken, Kartoffeln, Knoblauch, Zitronensaft, Olivenöl, Salz und Pfeffer vermischen. Teilen Sie die Gemüsemischung in 4 Portionen auf und legen Sie diese in die Mitte von 4 Blättern Backpapier. Auf jedes gemischte Gemüse ein Wolfsbarschfilet legen. Drücken Sie die Zitrone über die Wolfsbarschfilets, geben Sie etwas Salz und Pfeffer, einen Löffel Olivenöl und ein paar Lorbeerblätter hinzu. Die Päckchen verschließen und etwa 20/25 Minuten backen. Aus dem Ofen nehmen, Folie öffnen und servieren.

GARNELENSPIEBE MIT ZUCUCHINE UND TOMATEN

Für 4 Personen

Zubereitungszeit: 20 Minuten

Kochzeit: 10/12 Minuten

Zutaten

500 g geschälte Garnelen

2 mittelgroße Zucchini

250 g Kirschtomaten

1 Knoblauchzehe

2 Esslöffel natives Olivenöl extra

Salz und Pfeffer nach Geschmack.

Vorbereitung

Die Zucchini in Scheiben schneiden und die Kirschtomaten waschen. Abwechselnd Garnelen, Zucchinischeiben und Kirschtomaten auf die Spieße stecken. In einer Pfanne den Knoblauch mit Olivenöl anbraten. Die Spieße hinzufügen und bei mittlerer Hitze 5–6 Minuten pro Seite braten. Mit Salz und Pfeffer abschmecken. heiß servieren .

BRACHSENFILETS MIT ZITRONE MIT ARTISCHOCKEN UND SPARGEL SALAT

Für 4 Personen

Zubereitungszeit: 20 Minuten

Kochzeit: 20/25 Minuten

Zutaten

4 Doradenfilets

8 Artischocken

2 Bund grüner Spargel

2 Zitrone

2 Esslöffel natives Olivenöl extra

Salz und Pfeffer nach Geschmack.

Vorbereitung

Reinigen Sie die Artischocken, indem Sie die harten Außenblätter entfernen und sie in Spalten schneiden. Lassen Sie sie 10 Minuten lang in kochendem Wasser abtropfen und lassen Sie sie abtropfen. Den Spargel waschen und in kleine Stücke schneiden. 5 Minuten in kochendem Wasser blanchieren und abtropfen lassen. Die Zitrone in dünne Scheiben schneiden. Die Doradenfilets in eine Auflaufform legen und mit dem Saft einer halben Zitrone, einer Prise Salz und Pfeffer beträufeln. Artischocken und Spargel darauflegen, Zitronenscheiben und Olivenöl hinzufügen. Die Form mit Backpapier abdecken und im vorgeheizten Backofen bei 180 °C 20/25 Minuten backen. Den Fisch mit dem Gemüse servieren und mit dem restlichen Zitronensaft würzen.

GEBACKENE SEEZUNGE MIT ARTISCHOCKEN UND PETERSILIE

Zubereitungszeit: 20 Minuten

Kochzeit: 30 Minuten

Für 4 Personen:

4 Sohle

8 Artischocken

1 Knoblauchzehe

1 Zweig gehackte Petersilie

Olivenöl

Salz und Pfeffer

Vorbereitung

Die Artischocken putzen, die äußeren Blätter entfernen, die Spitze und den Stiel entfernen und die Artischocken in Stücke schneiden. Geben Sie die Artischocken in eine Schüssel mit Wasser und Zitrone, damit sie nicht schwarz werden. Spülen Sie die Sohle ab, trocknen Sie sie mit saugfähigem Papier und salzen Sie sie leicht. In einer Pfanne den Knoblauch mit Olivenöl anbraten, die Artischocken hinzufügen und 5/10 Minuten kochen, bis sie weich sind. Nehmen Sie ein Backblech, fetten Sie es mit Öl ein und legen Sie die Seezunge darauf. Die Artischocken um die Seezunge legen, mit gehackter Petersilie bestreuen, mit Salz und Pfeffer würzen und mit einem Schuss Olivenöl beträufeln. Stellen Sie die Pfanne in den auf 180 °C vorgeheizten Ofen und garen Sie sie etwa 30 Minuten lang, bis der Fisch goldbraun und die Artischocken weich sind.

PAPRIKA GEFÜLLT MIT QUINOA UND GEMÜSE

Zubereitungszeit: 10 Minuten

Kochzeit: 30 Minuten

für 4 Personen:

Zutaten:

4 große Paprika

1 Tasse Quinoa

2 Knoblauchzehen

1 Zucchini, 1 Zwiebel

1 Karotte, 1 Tomate

1 Tasse geriebener Käse

Olivenöl

Salz und Pfeffer nach Geschmack.

Vorbereitung

Den Backofen auf 200°C vorheizen. Waschen Sie die Paprika, entfernen Sie die Kappen und entfernen Sie die Kerne und inneren Filamente. In einem Topf die Quinoa nach Packungsanweisung kochen. In einer Pfanne das Olivenöl erhitzen und die fein gehackte Zwiebel und den Knoblauch anbraten. Die gewürfelten Karotten und Zucchini sowie die gehackte Tomate hinzufügen. Den gekochten Quinoa zum Gemüse geben und gut vermischen. Mit Salz und Pfeffer abschmecken. Die Paprika mit der Quinoa-Gemüse-Mischung füllen. Die Paprika in eine Auflaufform legen und mit geriebenem Käse bestreuen. Etwa 30 Minuten kochen lassen, bis die Paprika weich und der Käse oben goldbraun ist. Heiß servieren.

ZUCCHINI GEFÜLLT MIT RICOTTA UND SPINAT

Zubereitung: ca. 20 Minuten

Kochen: ca. 25 bis 30 Minuten

Portionen: 4 Portionen

Zutaten:

4 Zucchini

200 g frischer Spinat

200 g frischer Ricotta

1 Knoblauchzehe

50 g geriebener Parmesan

Natives Olivenöl extra

Salz und Pfeffer

Vorbereitung

Den Backofen auf 180 °C (350 °F) vorheizen. Die Zucchini der Länge nach halbieren und mit einem Teelöffel ausschütten. Den Knoblauch hacken und in einer Pfanne mit nativem Olivenöl extra anbraten. Den Spinat in die Pfanne geben und kippen. In einer Schüssel Ricotta, geriebenen Parmesan, Spinat und Knoblauch vermischen. Mit Salz und Pfeffer würzen. Mit der erhaltenen Mischung die Zucchini füllen. Legen Sie die gefüllten Zucchini in ein Backblech und kochen Sie sie etwa 25 bis 30 Minuten lang, bis sie sich mit einer Gabel weich anfühlen.

ARTISCHOCKEN ZWIEBEL OMELETTE

Zubereitung: ca. 20 Minuten

Kochen: ca. 20/25 Minuten

Portionen: 4 Portionen

Zutaten:

6 Eier

2 Artischocken

1 Zwiebel

2 Esslöffel Öl

Natives Olivenöl extra

Salz und Pfeffer

Vorbereitung

Die Artischocken putzen, dabei die äußeren Blätter und Dornen entfernen, bis das Herz entsteht. Schneiden Sie sie in dünne Scheiben. Die Zwiebel hacken und in einer Pfanne mit nativem Olivenöl extra anbraten. Die Artischocken in die Pfanne geben und weich kochen. In einer Schüssel die Eier mit einer Prise Salz und Pfeffer verquirlen. Artischocken und Zwiebeln zu den geschlagenen Eiern geben und gut vermischen. Gießen Sie die Mischung in die Pfanne, in der Sie die Artischocken gekocht haben, und kochen Sie sie bei mittlerer bis niedriger Hitze etwa 10 bis 12 Minuten lang, bis sie gar sind. Das Omelett auf einen Teller stürzen und auf der anderen Seite etwa 5–7 Minuten garen. Heiß servieren.

SPARGELSALAT MIT GEKOCHTEN EIER UND MANDELN

Zubereitungszeit: 15 Minuten

Kochzeit 20 Minuten

Portionen: 4

Zutaten:

450 gr. Spargel, geschnitten

und in 1-Zoll-Stücke schneiden

4 Eier, gekocht und geviertelt

1/4 Tasse Mandelscheiben, geröstet

2 Esslöffel Olivenöl

1 Esslöffel Weißweinessig

1 Teelöffel Dijon-Senf

Salz und Pfeffer nach Geschmack

Vorbereitung

In einem großen Topf mit kochendem Salzwasser den Spargel 23 Minuten lang blanchieren, bis er zart und knusprig ist. Abgießen und mit kaltem Wasser abspülen. In einer kleinen Schüssel Olivenöl, Essig, Senf, Salz und Pfeffer verrühren. Den Spargel mit dem Dressing in einer großen Schüssel vermischen. Den Spargel auf vier Teller verteilen und mit hartgekochten Eiern und gerösteten Mandeln garnieren.

SPARGEL RICOTTA KUCHEN

Zubereitungszeit: 15 Minuten

Kochzeit: 40 Minuten

Portionen: 4

Zutaten:

1 Tortenboden (hausgemacht

oder im Laden gekauft)

450 gr. Spargel , in 2,5 cm große Stücke schneiden

1/2 Tasse Ricotta

1/2 Tasse geriebener Mozzarella

2 Eier, 1/4 Tasse Milch, 1/4 Teelöffel Salz

1/4 Teelöffel schwarzer Pfeffer

1/4 geriebener Parmesan

Vorbereitung

Den Ofen auf 375 °F vorheizen. Den Tortenboden ausrollen und in eine 9-Zoll-Kuchenform legen. In einem großen Topf mit kochendem Salzwasser den Spargel 2/3 Minuten lang blanchieren, bis er zart und knusprig ist. Abgießen und mit kaltem Wasser abspülen. In einer mittelgroßen Schüssel Ricotta, Mozzarella, Eier, Milch, Salz und Pfeffer verquirlen. Den Spargel in der Tarte anrichten und die Ricotta-Mischung darüber gießen. Den Parmesankäse über den Kuchen streuen. 40 Minuten backen, bis die Kruste goldbraun ist und die Füllung fertig ist. Lassen Sie den Kuchen einige Minuten abkühlen, bevor Sie ihn anschneiden und servieren.

GRATINIERTER BLUMENKOHL MIT TOMATEN UND BASILIKUM SAUCE

Zubereitungszeit 45/50 Minuten ,

dient 4 Personen

Zutaten:

1 Blumenkohlkopf, in Röschen zerteilt

2 Tassen Tomatensauce

1/4 Tasse frisches Basilikum, gehackt

1/2 Tasse geriebener Parmesan

1/2 Tasse Semmelbrösel

2 Esslöffel Olivenöl

Salz und Pfeffer nach Geschmack

Vorbereitung

Den Backofen auf 190°C vorheizen. Die
Blumenkohlröschen etwa 5 Minuten lang
dämpfen, bis sie weich sind. In einer großen
Schüssel Tomatensauce, gehacktes Basilikum,
Salz und Pfeffer vermischen. Gut mischen.
Den gedünsteten Blumenkohl in die Schüssel
geben und vermengen. Übertragen Sie die
Mischung in eine Auflaufform. In einer
separaten Schüssel den geriebenen Parmesan
und die Semmelbrösel vermischen. Gut
mischen. Streuen Sie die
Semmelbröselmischung über die
Blumenkohlmischung. Olivenöl darüber
träufeln. Im vorgeheizten Ofen etwa 20 bis 25
Minuten backen, bis die Oberfläche
goldbraun und knusprig ist. Heiß servieren.

ARTISCHOCKEN NACH RÖMISCHER ART MIT KARTOFFELN

Zubereitungszeit 10 Minuten

Kochzeit 45 Minuten ,

dient 4 Personen

Zutaten:

4 mittelgroße Artischocken

4 mittelgroße Kartoffeln

1 Zitrone

1/4 Tasse Olivenöl

1/2 Glas Wasser

Salz und Pfeffer nach Geschmack

Vorbereitung

Den Backofen auf 190°C vorheizen. Waschen Sie die Artischocken und entfernen Sie die äußeren Blätter, bis Sie die zarten inneren Blätter erreichen. Von jeder Artischocke den oberen Zentimeter abschneiden und den Stiel abschneiden. Die Kartoffeln in Spalten schneiden. In einer Schüssel den Saft einer Zitrone, Olivenöl, Salz und Pfeffer vermischen. Gut mischen. Artischocken und Kartoffeln in die Zitronen-Öl-Mischung tauchen. Das Gemüse in einer Auflaufform anrichten. Geben Sie eine halbe Tasse Wasser auf den Boden der Schüssel. Decken Sie die Form mit Aluminiumfolie ab. Im vorgeheizten Ofen etwa 45–50 Minuten garen oder bis die Artischocken und Kartoffeln weich sind. Entfernen Sie die Folie und kochen Sie es weitere 5/10 Minuten oder bis das Gemüse auf der Oberfläche goldbraun ist. Heiß servieren.

GEBACKENER SPARGEL MIT SCHINKEN UND KÄSE

Zubereitungszeit: 10 Minuten

Kochzeit: 25 Minuten

Portionen: 4

Zutaten:

450 gr. Spargel, harte Enden abschneiden

120 gr. dünn geschnittener Schinken, gehackt

100 gr. geriebener Cheddar-Käse

50 gr. geriebener Parmesan

50 gr. Tasse Semmelbrösel

1 Esslöffel Olivenöl

Salz und Pfeffer nach Geschmack

Vorbereitung

Den Ofen auf 375 °F vorheizen. Den Spargel
in einer einzigen Schicht in einer Auflaufform
anrichten. Das Olivenöl über den Spargel
gießen und mit Salz und Pfeffer würzen. Den
Schinken über den Spargel streuen. In einer
separaten Schüssel Cheddar-Käse, Parmesan
und Semmelbrösel vermischen. Die
Käsemischung über den Schinken und den
Spargel streuen. 25 bis 30 Minuten backen
oder bis der Käse geschmolzen ist und Blasen
bildet.

SPARGEL-SPECK-OMELETTE

Zubereitungszeit: 10 Minuten

Kochzeit: 15 Minuten

Portionen: 4

Zutaten:

8 Eier

1 Tasse Milch

450 gr. Spargel in 2,5 cm große Stücke schneiden

8 Scheiben Speck, gehackt

100 g geriebener Cheddar-Käse

Salz und Pfeffer nach Geschmack

1 Esslöffel Butter

Vorbereitung

In einer Schüssel Eier und Milch verquirlen.
Mit Salz und Pfeffer würzen. Den Speck in
einer großen Pfanne knusprig braten. Mit
einem Schaumlöffel herausnehmen und
beiseite stellen. Den Spargel in die Pfanne
geben und 3 bis 4 Minuten kochen, bis er
weich ist. Aus der Pfanne nehmen und beiseite
stellen. Die Butter in der Pfanne bei mittlerer
Hitze schmelzen. Die Eimischung dazugeben
und 2/3 Minuten kochen lassen, bis die
Ränder fest werden. Spargel und Speck zur
Hälfte des Omeletts hinzufügen. Mit Cheddar-
Käse bestreuen. Falten Sie die andere Hälfte
des Omeletts mit einem Spatel über die
Füllung. Weitere 2/3 Minuten kochen, bis der
Käse schmilzt und das Ei gar ist. Heiß
servieren.

RINDFLEISCHSCHEIBEN MIT RUCOLA UND TOMATEN

Zubereitungszeit 10 Minuten

Kochzeit 20 Minuten

Für 4 Personen

Zutaten:

500 gr. Rinderlende , in dünne Scheiben geschnitten

4 Tassen frischer Rucola

1 Tasse Kirschtomaten, halbiert

2 Esslöffel Olivenöl

Salz und schwarzer

Pfeffer nach Geschmack

Vorbereitung

Eine große Pfanne bei mittlerer bis hoher Hitze erhitzen und 1 Esslöffel Olivenöl hinzufügen. Die Rindfleischscheiben mit Salz und Pfeffer würzen, dann in die Pfanne geben und auf jeder Seite 3 bis 5 Minuten braten, oder bis sie braun und durchgegart sind. Nehmen Sie das Fleisch aus der Pfanne und legen Sie es zum Ruhen beiseite. In einer großen Schüssel Rucola und Kirschtomaten mit dem restlichen Esslöffel Olivenöl vermischen. Servieren Sie das Fleisch auf einem Tablett oder einzelnen Tellern und garnieren Sie es mit der Rucola-Tomaten-Mischung.

RINDEREINTOPF MIT KARTOFFELN UND KAROTTEN

Zubereitungszeit: 20 Minuten

Kochzeit: 1 Stunde

Für 4 Personen

Zutaten:

600 gr. von Rindereintopffleisch ,
in 1-Zoll-Stücke schneiden

4 Tassen Rinderbrühe

2 Tassen Wasser

1 große Zwiebel, gehackt

4 Knoblauchzehen, gehackt

4 mittelgroße Kartoffeln, geschält
und in 1-Zoll-Stücke schneiden

4 mittelgroße Karotten, geschält und

in 1-Zoll-Stücke schneiden

2 Lorbeerblätter

2 Teelöffel getrockneter Thymian

Salz und schwarzer Pfeffer nach Geschmack

Vorbereitung

In einem großen Topf oder Schmortopf 1
Esslöffel Olivenöl bei mittlerer bis hoher Hitze
erhitzen. Fügen Sie das Fleisch hinzu und
kochen Sie es etwa 5 Minuten lang, bis es von
allen Seiten gebräunt ist. Nehmen Sie das
Fleisch aus der Pfanne und legen Sie es
beiseite. Geben Sie die gehackte Zwiebel in
den Topf und kochen Sie sie etwa 5 Minuten
lang, bis sie weich ist. Den gehackten
Knoblauch hinzufügen und eine weitere
Minute kochen lassen.

Das Fleisch wieder in den Topf geben und Rinderbrühe, Wasser, Lorbeerblätter, Thymian, Salz und Pfeffer hinzufügen. Die Mischung zum Kochen bringen, dann die Hitze reduzieren und zugedeckt 1 Stunde köcheln lassen. Die gehackten Kartoffeln und Karotten in den Topf geben und abgedeckt eine weitere Stunde köcheln lassen, bis das Gemüse weich und das Fleisch gar ist. Entfernen Sie die Lorbeerblätter und servieren Sie den Rindereintopf heiß, nach Wunsch mit gehackter Petersilie garniert.

RINDFLEISCH UND SPARGEL IN EINER PFANNE

Zubereitungszeit: 10 Minuten

Kochzeit: 15 Minuten

Für 4 Personen

Zutaten:

500 gr. Rinderlende, in dünne Scheiben geschnitten

1 Bund frischer Spargel, gewaschen

und in 2-Zoll-Stücke schneiden

2 Knoblauchzehen, fein gehackt

1 rote Chilischote, fein gehackt (optional)

2 Esslöffel Olivenöl

Salz und schwarzer Pfeffer nach Geschmack

Saft einer halben Zitrone

Gehackte frische Petersilie zum Garnieren

Vorbereitung

Das Olivenöl in einer großen Pfanne bei mittlerer bis hoher Hitze erhitzen. Den gehackten Knoblauch und die Chili (falls verwendet) hinzufügen und etwa 1 Minute anbraten. Geben Sie das geschnittene Fleisch in die Pfanne und braten Sie es auf jeder Seite 2 bis 3 Minuten lang oder bis es nach Ihren Wünschen gebräunt und gegart ist. Nehmen Sie das Fleisch aus der Pfanne und legen Sie es beiseite. Geben Sie den Spargel in dieselbe Pfanne und braten Sie ihn etwa 5–7 Minuten lang an, bis er weich, aber noch knusprig ist. Den Zitronensaft in die Pfanne geben und gut vermischen. Geben Sie das Fleisch wieder in die Pfanne und erhitzen Sie es etwa eine halbe Minute lang. Mit Salz und schwarzem Pfeffer abschmecken. Das Rindfleisch und den Spargel heiß servieren, garniert mit gehackter Petersilie.

ROASTBEEF MIT ARTISCHOCKEN UND KARTOFFELN

Zubereitungszeit: 20 Minuten

Kochzeit: 1 Stunde

Für 4 Personen

Zutaten:

500g Roastbeef

100 gr. Von Artischockenherzen , abgetropft und geviertelt

4 mittelgroße Kartoffeln, geschält und in kleine Stücke schneiden

4 Knoblauchzehen, gehackt

2 Esslöffel Olivenöl

2 Teelöffel getrockneter Thymian

Salz und schwarzer Pfeffer nach Geschmack

Vorbereitung

Den Backofen auf 190°C vorheizen. In einer großen Auflaufform Kartoffeln, Artischockenherzen, Knoblauch, Thymian, Olivenöl, Salz und schwarzen Pfeffer vermischen, bis alles gut bedeckt ist. Legen Sie den Rinderbraten auf das Gemüse im Bräter. Im vorgeheizten Ofen etwa 1 Stunde lang rösten, bis das Fleisch nach Ihren Wünschen gegart und das Gemüse zart und knackig ist. Lassen Sie das Fleisch etwa 10 Minuten ruhen, bevor Sie es in Scheiben schneiden. Das Roastbeef mit den gerösteten Artischocken und Kartoffeln als Beilage servieren.

RINDFLEISCHBÄLLCHEN MIT SPINAT

Zubereitungszeit: 20 Minuten

Kochzeit: 25 Minuten

Für 4 Personen

Zutaten:

500 g Hackfleisch

1/2 Tasse Semmelbrösel

1/4 Tasse Milch

1 Ei

2 Knoblauchzehen, gehackt

1/4 geriebener Parmesan

1/4 Tasse gehackte frische Petersilie

1/2 Teelöffel Salz

1/4 Teelöffel schwarzer Pfeffer

4 Tassen frische Spinatblätter

1 Esslöffel Olivenöl

1 Glas (24 Unzen) Marinara-Sauce

Zum Garnieren gehobelter Parmesan

Vorbereitung

Den Backofen auf 200°C vorheizen. In einer großen Schüssel Rinderhackfleisch, Semmelbrösel, Milch, Ei, Knoblauch, geriebenen Parmesan, gehackte Petersilie, Salz und schwarzen Pfeffer gut vermischen. Formen Sie die Mischung mit den Händen zu 16 Fleischbällchen. Erhitzen Sie das Olivenöl in einer großen ofenfesten Pfanne bei mittlerer bis hoher Hitze.

Die Fleischbällchen in die Pfanne geben und etwa 5 bis 7 Minuten braten, bis sie von allen Seiten goldbraun sind. Nehmen Sie die Pfanne vom Herd und geben Sie die Spinatblätter auf die Fleischbällchen. Gießen Sie die Marinara-Sauce über den Spinat und die Fleischbällchen. Im vorgeheizten Ofen etwa 20–25 Minuten backen, oder bis die Fleischbällchen gar sind und der Spinat zusammengefallen ist . Heiß servieren, garniert mit Parmesanflocken.

SCHWEINEKOTELETTEN MIT ÄPFELN UND KARTOFFELN

Zubereitungszeit: 20 Minuten

Kochzeit: 60 Minuten

Für 4 Personen

Zutaten:

700 gr. Schweinerippchen, in Portionsstücke geschnitten

4 mittelgroße Kartoffeln, geschält und in Stücke geschnitten

3 mittelgroße Äpfel, entkernt und in Stücke geschnitten

1 große Zwiebel, gehackt

2 Knoblauchzehen, gehackt

1/4 Tasse Olivenöl

1/4 Tasse Apfelessig

1 Esslöffel brauner Zucker

1 Esslöffel getrockneter Thymian

Salz und schwarzer Pfeffer nach Geschmack

Vorbereitung

Den Backofen auf 175°C vorheizen. In einer großen Schüssel Olivenöl, Apfelessig, braunen Zucker, getrockneten Thymian, Salz und schwarzen Pfeffer verrühren. Die Schweinerippchen in die Schüssel geben und gut mit der Marinade überziehen. In einer großen Auflaufform die gehackten Zwiebeln, Kartoffeln und Äpfel schichten. Legen Sie die marinierten Schweinerippchen auf das Gemüse in der Auflaufform. Decken Sie das Backblech fest mit Folie ab.

Im vorgeheizten Ofen etwa 1 Stunde und 30 Minuten braten, oder bis das Schweinefleisch gar und zart ist. Entfernen Sie die Folie von der Pfanne und backen Sie das Schweinefleisch weitere 10 bis 15 Minuten lang oder bis es goldbraun und knusprig ist. Lassen Sie das Schweinefleisch vor dem Servieren etwa 5 Minuten ruhen. Heiß servieren, mit Bratkartoffeln und Äpfeln als Beilage.

SCHWEINEBRATEN MIT PFLAUMEN UND KAROTTEN

Zubereitungszeit: 15 Minuten

Kochzeit: 60 Minuten

Für 4 Personen

Zutaten:

700 gr. Schweinefilet ohne Knochen

Salz und schwarzer Pfeffer nach Geschmack

1 Esslöffel Olivenöl

1 Zwiebel, gehackt

3 Knoblauchzehen, gehackt

1 Tasse entkernte Pflaumen

1 Tasse Hühnerbrühe

1/4 Tasse Honig

2 Esslöffel Dijon-Senf

1 Pfund Karotten, geschält und in Stücke geschnitten

Vorbereitung

Den Backofen auf 190°C vorheizen. Das Schweinefilet von allen Seiten mit Salz und schwarzem Pfeffer würzen. Erhitzen Sie das Olivenöl in einer großen ofenfesten Pfanne bei mittlerer bis hoher Hitze. Geben Sie die Schweinelende in die Pfanne und braten Sie sie etwa 5 Minuten lang oder bis sie von allen Seiten gebräunt ist. Das Schweinefleisch aus der Pfanne nehmen und auf einem Teller beiseite stellen. Die gehackte Zwiebel und den gehackten Knoblauch in die Pfanne geben und etwa 23 Minuten anbraten, oder bis die Zwiebel glasig ist.

Die entkernten Pflaumen, Hühnerbrühe,
Honig und Dijon-Senf in die Pfanne geben
und verrühren. Geben Sie die Schweinefilet
zurück in die Pfanne und gießen Sie die Soße
über das Schweinefleisch. Die Karottenstücke
in die Pfanne rund um die Schweinelende
geben. Im vorgeheizten Ofen etwa 1 Stunde
braten, oder bis das Schweinefleisch gar und
zart ist. Lassen Sie das Schweinefleisch etwa 5
bis 10 Minuten ruhen, bevor Sie es in
Scheiben schneiden. Heiß servieren, nach
Wunsch mit gehackter frischer Petersilie
garniert.

SCHWEINESPIESSE MIT GEGRILLTEM GEMÜSE

Zubereitungszeit: 20 Minuten

Kochzeit: 15 Minuten

Für 4 Personen

Zutaten:

450 gr. Schweinefilet, in 2,5 cm große Würfel geschnitten

Salz und schwarzer Pfeffer nach Geschmack

1/4 Tasse Olivenöl

2 Esslöffel Balsamico-Essig

1 Esslöffel Honig

1 Esslöffel Dijon-Senf

2 Knoblauchzehen, gehackt

1 rote Paprika, entkernt und in Stücke
geschnitten

1 gelbe Paprika, entkernt und in Stücke
geschnitten

1 Zucchini, in Stücke geschnitten

1 rote Zwiebel, gehackt

8 Holzspieße, mindestens 30 Minuten in
Wasser eingeweicht

Vorbereitung

Einen Grill oder eine Grillpfanne bei
mittlerer/hoher Hitze vorheizen. Die
Schweinefleischwürfel von allen Seiten mit
Salz und schwarzem Pfeffer würzen. In einer
kleinen Schüssel Olivenöl, Balsamico-Essig,
Honig, Dijon-Senf und gehackten Knoblauch
verrühren.

Die gewürzten Schweinefleischwürfel abwechselnd mit den Paprika-, Zucchini- und roten Zwiebelstücken auf die eingeweichten Holzspieße stecken. Die Spieße von allen Seiten mit der Marinade bestreichen. Grillen Sie die Spieße auf dem vorgeheizten Grill oder der Grillpfanne etwa 10 bis 15 Minuten lang oder bis das Schweinefleisch gar ist und das Gemüse verkohlt und zart ist. Heiß servieren, nach Wunsch mit gehackter frischer Petersilie oder Koriander garniert.

SCHWEINEFILET MIT SENF UND HONIGSOSSE

Zubereitungszeit: 15 Minuten

Kochzeit: 25 Minuten

Gesamtzeit: 40 Minuten

Für 4 Personen

Zutaten:

4 Schweinefilet, Salz und Pfeffer

2 Esslöffel Olivenöl

2 Esslöffel Dijon-Senf

2 Esslöffel Honig

1 Esslöffel Sojasauce

1/4 Tasse Hühnerbrühe

1/4 Tasse Sahne

Vorbereitung

Den Backofen auf 200°C vorheizen. Die
Schweinefilets mit Salz und Pfeffer würzen.
Das Olivenöl in einer großen Pfanne bei
mittlerer bis hoher Hitze erhitzen. Die
Schweinefilets dazugeben und auf jeder Seite
2/3 Minuten goldbraun braten. Die
Schweinefilets in eine Auflaufform geben. In
einer kleinen Schüssel Dijon-Senf, Honig,
Sojasauce und Hühnerbrühe verrühren. Die
Senfmischung über die Schweinefilets gießen.
15 bis 20 Minuten kochen lassen, oder bis die
Schweinefilets gar sind. Die Schweinefilets auf
einen Servierteller geben. Die Sahne in die
Pfanne geben und mit der Senfsauce
verrühren. Weitere 2/3 Minuten kochen lassen
oder bis die Sauce eingedickt ist. Die Soße
über die Schweinefilets gießen und servieren.

NEBENREZEPTE

SPINAT-ERDBEER-SALAT

Zubereitungszeit: 15 Minuten

Kochzeit: 0 Minuten

Dosierung für 4 Personen:

Zutaten:

Frischer Spinat: 200 g

Erdbeeren: 200 g

Feta: 100 g

Geschälte Walnüsse: 50 g

Balsamico-Essig: 2 Esslöffel

Extra natives Olivenöl: nach Geschmack

Salz nach Geschmack

Nach Bedarf pfeffern

Vorbereitung:

Den Spinat gut waschen und trocknen. Die Erdbeeren waschen, den Stielansatz entfernen und in Scheiben schneiden. Den Feta zerbröckeln. Die Walnüsse schälen und grob hacken. In einer großen Schüssel Spinat, Erdbeeren, Feta, Walnüsse, Balsamico-Essig, Öl, Salz und Pfeffer vermischen. Gut vermischen und sofort servieren.

GEGRILLTES GEMÜSE

Zubereitungszeit: 10 Minuten

Kochzeit: 20 Minuten

Dosierung für 4 Personen:

Zutaten:

Paprika: 2 (ca. 400 g)

Aubergine: 1 (ca. 300 g)

Zucchini: 1 (ca. 200 g)

Zwiebel: 1 (ca. 100 g)

Extra natives Olivenöl: nach Geschmack

Salz nach Geschmack

Nach Bedarf pfeffern

Notiz:

Vorbereitung

Das Gemüse waschen und in etwa gleich große Stücke schneiden. Das Gemüse auf einem mit Backpapier ausgelegten Backblech anrichten. Mit Öl, Salz und Pfeffer beträufeln. Im vorgeheizten Ofen bei 200 °C 20 Minuten backen oder bis das Gemüse goldbraun und zart ist. Für das Grillgemüse können Sie jede beliebige Gemüsesorte verwenden. Gegrilltes Gemüse kann heiß oder kalt serviert werden, als Beilage oder als Hauptgericht.

QUINOA MIT GEMÜSE

Zubereitungszeit: 20 Minuten

Kochzeit: 20 Minuten

Dosierung für 4 Personen:

Zutaten

200 g Quinoa

400 g gemischtes Gemüse (z. B.

Zucchini, Paprika, Auberginen, Zwiebeln)

2 Esslöffel natives Olivenöl extra

1 Knoblauchzehe

Salz nach Geschmack

Pfeffer nach Geschmack

Frischer Basilikum (optional)

Vorbereitung:

Waschen Sie den Quinoa unter fließendem Wasser, um das Saponin zu entfernen. Kochen Sie die Quinoa in einem Topf in kochendem Wasser etwa 15 Minuten lang oder bis sie weich sind. In der Zwischenzeit das Gemüse waschen und in kleine Stücke schneiden. In einer Pfanne das Olivenöl erhitzen und den Knoblauch eine Minute anbraten. Fügen Sie das Gemüse hinzu und kochen Sie es etwa 10 Minuten lang oder bis es weich ist. Salz und Pfeffer nach Geschmack. Quinoa abtropfen lassen und zum gekochten Gemüse geben. Gut vermischen und nach Belieben mit frischem Basilikum servieren.

GEDÄMPFTE GRÜNE BOHNEN MIT GERÖSTETEN MANDELN

Zubereitungszeit: 10 Minuten

Kochzeit: 10 Minuten

Dosierung für 4 Personen:

Zutaten

400 g grüne Bohnen

50 g geschälte Mandeln

2 Esslöffel natives Olivenöl extra

1 Esslöffel Zitronensaft

Salz nach Geschmack

Pfeffer nach Geschmack

Vorbereitung:

Die grünen Bohnen waschen und die Enden abschneiden. Die grünen Bohnen etwa 10 Minuten lang dämpfen, bis sie weich sind. In der Zwischenzeit die Mandeln in einer beschichteten Pfanne einige Minuten rösten, bis sie goldbraun sind. In einer Schüssel die gekochten grünen Bohnen, gerösteten Mandeln, Olivenöl, Zitronensaft, Salz und Pfeffer vermischen. Gut vermischen und servieren.

Tipps: Für einen intensiveren Geschmack können Sie das Gemüse vor dem Kochen marinieren. Für Quinoa können Sie jede beliebige Gemüsesorte verwenden. Sie können den gerösteten Mandeln weitere Zutaten hinzufügen, beispielsweise Rosinen oder Pinienkerne. Als Beilage dienten gedämpfte grüne Bohnen mit gerösteten Mandeln.

GURKEN-TOMATEN-SALAT

Zubereitungszeit: 15 Minuten

Kochzeit: 0 Minuten

Dosierung für 4 Personen:

Zutaten

2 mittelgroße Gurken (ca. 400 g)

4 mittelgroße Tomaten (ca. 500 g)

1 mittelgroße rote Zwiebel (ca. 150 g)

1/4 Tasse (60 ml) natives Olivenöl extra

2 Esslöffel (30 ml) frischer Zitronensaft

1 Esslöffel (15 ml) Balsamico-Essig

1/2 Teelöffel feines Salz

1/4 Teelöffel gemahlener schwarzer Pfeffer

1/4 Tasse (60 g) zerbröselter Feta (optional)

1/4 Tasse (60 g) entkernte schwarze Oliven (optional)

Vorbereitung:

Gurken, Tomaten und rote Zwiebeln gründlich waschen. Trocknen Sie das Gemüse mit einem sauberen Tuch gut ab. Die Gurken der Länge nach halbieren und dann in dünne Scheiben schneiden. Die Tomaten halbieren und dann in dünne Scheiben schneiden, dabei die Kerne entfernen. Die rote Zwiebel fein schneiden. In einer großen Schüssel Gurken, Tomaten und rote Zwiebeln vermischen. Mit nativem Olivenöl extra, Zitronensaft, Balsamico-Essig, Salz und Pfeffer würzen.

Vorsichtig umrühren, um die Gewürze gut zu vermischen. Falls gewünscht, zerbröckelten Feta und schwarze Oliven hinzufügen. Nochmals mischen und den frischen Salat servieren.

Beratung:

Für einen intensiveren Geschmack können Sie dem Salat gehackte frische Kräuter wie Basilikum, Minze oder Oregano hinzufügen.

SAUTIERTER BROKKOLI MIT KNOBLAUCH UND ZITRONE

Zubereitungszeit: 15 Minuten

Kochzeit: 10 Minuten

Dosierung für 4 Personen:

Zutaten:

1 Brokkoli: 500 g

Knoblauch: 8 g

Frischer Zitronensaft: 15 ml

Extra natives Olivenöl: 20 g

Salz nach Geschmack

Nach Bedarf pfeffern

Vorbereitung:

Den Brokkoli sorgfältig waschen und in Röschen teilen. In einer großen Pfanne das native Olivenöl extra erhitzen und den Knoblauch goldbraun braten. Die Brokkoliröschen dazugeben und etwa 5 Minuten kochen lassen, dabei gelegentlich umrühren. Den Zitronensaft hinzufügen und weitere 5 Minuten kochen lassen, oder bis der Brokkoli weich ist. Salz und Pfeffer nach Geschmack. Den sautierten Brokkoli mit heißem Knoblauch und Zitrone servieren.

Beratung:

Für einen intensiveren Geschmack können Sie dem Brokkoli während des Kochens eine Prise Chilipulver hinzufügen. Mit Knoblauch und Zitrone sautierter Brokkoli kann mit anderen Zutaten wie knusprigem Speck, gerösteten Pinienkernen oder gesalzenem Ricotta angereichert werden. Dieses Gericht ist eine ausgezeichnete Quelle für Vitamine und Mineralstoffe.

GEGRILLTER SPARGEL MIT ZITRONE UND PARMESAN

Zubereitungszeit: 10 Minuten

Kochzeit: 10 Minuten

Dosierung für: 4 Personen

Zutaten:

500 g Spargel, gewaschen und die Enden gespalten

2 Esslöffel Olivenöl

Abgeriebene Schale von 1 Zitrone

Saft von 1/2 Zitrone

Salz nach Geschmack

Nach Bedarf pfeffern

Zum Garnieren geriebener Parmesan

Dünne Zitronenscheiben zur Dekoration (optional)

Gehackte frische Petersilie zum Garnieren (optional)

Vorbereitung:

1. Den Spargel vorbereiten: Den Spargel waschen und die harten Enden abschneiden. 2. Den Spargel marinieren: In einer großen Schüssel den Spargel mit Olivenöl, geriebener Zitronenschale, Zitronensaft, Salz und Pfeffer vermischen. Stellen Sie sicher, dass der Spargel gleichmäßig bedeckt ist. 3. Den Spargel grillen: Einen Grill oder eine beschichtete Pfanne bei mittlerer bis hoher Hitze erhitzen. Legen Sie den Spargel auf den Grill und garen Sie ihn etwa 45 Minuten pro Seite, indem Sie ihn einmal wenden, bis er weich und leicht gebräunt ist.

4. Vervollständigen Sie das Gericht: Geben Sie den gegrillten Spargel auf eine Servierplatte. **5. Garnieren und servieren:** Den Spargel mit reichlich geriebenem Parmesankäse bestreuen. Nach Belieben mit dünnen Zitronenscheiben und gehackter frischer Petersilie dekorieren. Servieren Sie den gegrillten Spargel heiß als elegante und schmackhafte Beilage

ABSCHLUSS

Vielen Dank, dass Sie diese Reise durch die Welt der DASH-Diät mit uns gemacht haben. Wir hoffen, dass Ihnen dieses Buch nicht nur das Wissen vermittelt hat, das Sie zur Verbesserung Ihrer Gesundheit benötigen, sondern auch die Inspiration für einen gesünderen und ausgewogeneren Lebensstil. Die DASH-Diät ist nicht nur eine Diät; Es ist ein echter Lebensstil, der Ihr körperliches und geistiges Wohlbefinden verändern kann. In den einzelnen Kapiteln dieses Buches haben wir die wissenschaftlichen Vorteile der DASH-Diät untersucht, praktische Tools für die Essensplanung angeboten und köstliche und nahrhafte Rezepte geteilt. Wir hoffen, dass diese Ressourcen Ihnen die Einführung der DASH-Diät in Ihren Alltag erleichtert und Sie motiviert haben, gesunde Entscheidungen für sich und Ihre Familie zu treffen.

Denken Sie daran: Jeder kleine Schritt hin zu einer besseren Ernährung ist ein großer Schritt hin zu einem gesünderen Leben.

Beständigkeit ist der Schlüssel zum Erfolg und jede noch so kleine positive Veränderung kann auf lange Sicht große Auswirkungen haben. Vergessen Sie nicht, auf Ihren Körper zu hören, regelmäßig Sport zu treiben und ein Gleichgewicht zwischen Geist und Körper aufrechtzuerhalten. Wir laden Sie ein, Ihre Erfahrungen mit der DASH-Diät zu teilen. Ihre Bewertungen und Ihr Feedback sind für uns und andere Leser äußerst wertvoll.

Wenn Sie dieses Buch hilfreich fanden, hinterlassen Sie bitte eine Rezension und erzählen Sie uns, wie sich die DASH-Diät auf Ihr Leben ausgewirkt hat. Ihre Worte können andere dazu inspirieren, den gleichen Weg zu einer besseren Gesundheit einzuschlagen. Nochmals vielen Dank, dass Sie sich für die „DASH 2025-Diät" entschieden haben, um Sie auf Ihrem Weg zum Wohlbefinden zu begleiten. Wir wünschen Ihnen Gesundheit, Glück und weiterhin viel Erfolg bei Ihrem Abenteuer mit der DASH-Diät. Mit bestem Dank,

[KLARLOCK]